AF494738

CONSIDÉRATIONS PRATIQUES

SUR

LA GOUTTE.

IMPRIMERIE DE WITTERSHEIM,
Rue Montmorency, 8.

CONSIDÉRATIONS PRATIQUES

SUR

LA GOUTTE

INDICATION D'UN TRAITEMENT RATIONNEL

POUR

GUÉRIR CETTE MALADIE,

suivies

De FAITS et OBSERVATIONS à l'appui.

PAR R. M. BRIAU,

Docteur en Médecine de la Faculté de Paris, ex-Médecin de la Maison de Santé des Néothermes.

Facta potentiora verbis.

(Les faits sont plus puissants que les paroles.)

à Paris,

Chez J. B. BAILLIÈRE, Libraire de l'Académie de médecine, Rue de l'École-de-Médecine, 17;

Et chez L'AUTEUR, rue Laffitte, 52.

A LONDRES, chez H. BAILLIÈRE, 219, Regent-Street.

1843.

AVANT-PROPOS.

Il est un préjugé répandu généralement dans le monde, et qui existe même dans l'esprit d'un grand nombre de médecins ; c'est celui qui consiste à croire et à dire que la *goutte* est une maladie incurable. A nos yeux, ce préjugé n'est pas seulement une erreur grave, c'est encore une prévention funeste et désastreuse, puisqu'elle tend à jeter le découragement et le désespoir dans l'esprit des malades, ainsi que le doute et l'hésitation dans celui de l'homme de science appelé pour leur donner des secours. Elle a en outre l'inconvénient de paralyser les efforts qu'auraient le désir de tenter les hommes laborieux pour ouvrir de nouvelles routes à la thérapeutique.

Nous espérons que cet écrit pourra contribuer à ramener les uns et les autres dans la voie d'un plus mûr examen. Une maladie est toujours curable tant qu'elle n'a pas porté la désorganisation dans une partie du corps essentielle à la vie. C'est là une vérité qui ne peut être contestée par aucun homme éclairé; car, si on ne possède pas actuellement le moyen de la guérir, est-ce à dire pour cela qu'on ne le découvrira jamais? Sans doute, quand un tissu est désorganisé, il ne peut exister aucun moyen de le rendre à son état primitif, et si l'organe qui se trouve dans ce cas n'est pas accessible aux instruments de chirurgie, alors son incurabilité est absolue. Mais la *goutte* se trouverait-elle dans cette condition fatale? Non, assurément, au moins dans l'immense majorité des cas; et, la preuve, c'est que beaucoup d'individus, après avoir eu plusieurs attaques, ont trouvé moyen de se soustraire à celles dont ils étaient menacés pour la suite. Ne cherchons donc point à abriter notre ignorance ou notre paresse derrière des sentences auxquelles les faits donnent chaque jour un nouveau démenti.

Nous n'avons point voulu courber la tête sous le joug de cette opinion décourageante avant d'avoir sérieusement étudié toutes les questions qui s'y rattachent ; et malgré les difficultés de tout genre qu'il nous a fallu surmonter pour nous livrer à cet examen, il en est résulté pour nous la conviction profonde que la *goutte* est une maladie essentiellement curable. Les faits les plus concluants n'ont pas tardé à venir en aide à nos efforts et à confirmer d'une manière radicale les idées qu'avaient fait naître dans notre esprit les recherches et les expériences auxquelles nous nous étions livré.

Quoique, depuis deux ans déjà, nous nous occupions d'expérimenter un nouveau moyen de guérir la *goutte*, les observations que nous publions ici ne sont pas aussi nombreuses que nous l'aurions désiré, et la raison en est simple : on ne voit point de goutteux dans les hôpitaux. Presque tous ces malades appartenant à la classe aisée, il faut se trouver en position d'être appelé près d'eux ; et comme, d'un autre côté, ils sont armés d'une défiance très-méticuleuse contre toute nouveauté thérapeutique, il devient beaucoup plus difficile de les amener à faire l'essai d'un traitement qu'il est du devoir d'un médecin de leur annoncer comme nouveau et encore peu connu. Mais ici, pourtant, les circonstances nous ont favorisé d'une manière toute spéciale. Placé pendant près de deux ans comme médecin dans la maison de santé des *Néothermes*, nous avons eu occasion d'y voir beaucoup de goutteux, et quelques-uns, après avoir éprouvé par eux-mêmes combien sont impuissants et parfois nuisibles les moyens qu'on oppose généralement à la maladie goutteuse, ont bien voulu se confier à nos soins exclusifs. Sans cette position exceptionnelle où nous avons eu le bonheur de nous trouver, il nous eût été excessivement difficile, pour ne pas dire tout-à-fait impossible, de nous livrer à des expériences fructueuses. Si, malgré cela, les limites de notre expérimentation ont été peu étendues, les résultats que nous avons obtenus n'en sont que plus concluants; car les malades qui ont bien voulu essayer notre mode de traitement, ne s'y sont décidés qu'après avoir préalablement et bien inutilement épuisé toutes les ressources connues de la thérapeutique anti-goutteuse. Par suite, si nous n'avons pas été à même d'avoir pour nous la quantité, au moins pouvons-nous arguer de la qualité des faits.

C'est ce motif qui nous a déterminé à publier cette première série d'observations. Tous les goutteux qui en font partie ne sont venus nous consulter qu'après avoir été réduits, pour tout remède, au régime conseillé par les vers suivants d'Horace :

> Durum ! sed levius fit patientiâ
> Quidquid corrigere est nefas.

régime banal bien difficile à suivre pour tous ceux qui souffrent et qui ne voient pas de terme prochain à leurs douleurs. Malgré ces circonstances défavorables, le succès de notre traitement a plus d'une fois dépassé toutes les espérances que nous avions pu concevoir.

Au sujet de ces observations, nous ne parlerons pas de notre bonne foi et de l'exactitude avec laquelle nous les avons recueillies, bien que nous n'ayons donné à personne le droit de les mettre en doute. C'est un lieu commun à l'usage de tout le monde, derrière lequel peuvent facilement s'abriter l'erreur ou l'illusion. Aussi, nous n'exigeons pas qu'on croie sur parole nos affirmations, et nous donnons au public les moyens d'acquérir la preuve de leur entière réalité. Notre nom n'est point encore entouré du prestige de la renommée qui exempte de prendre ces précautions, et à l'aide duquel il est si facile de capter la confiance. A ceux donc qui, par un motif quelconque, voudraient jeter du doute et de la défaveur sur l'authenticité des faits que nous publions, nous offrons des noms connus, honorables ; nous offrons pour garants les hommes que nous avons traités, et qui tous, répandus dans le monde, y sont entourés d'estime et de considération. Cela vaut bien, ce nous semble, les observations publiées sous le cachet des hôpitaux et arrangées à loisir dans le secret du cabinet.

D'ailleurs, le champ de l'expérimentation est ouvert à tout le monde, et chacun peut à son gré le parcourir. Nous demandons seulement qu'avant de conclure, on suive rationnellement et méthodiquement le traitement comme nous l'indiquerons. Chaque médecin sait qu'un remède ne réussit que sous la condition d'une administration méthodique et bien suivie.

Paris, février 1843.

CONSIDÉRATIONS PRATIQUES

SUR

LA GOUTTE.

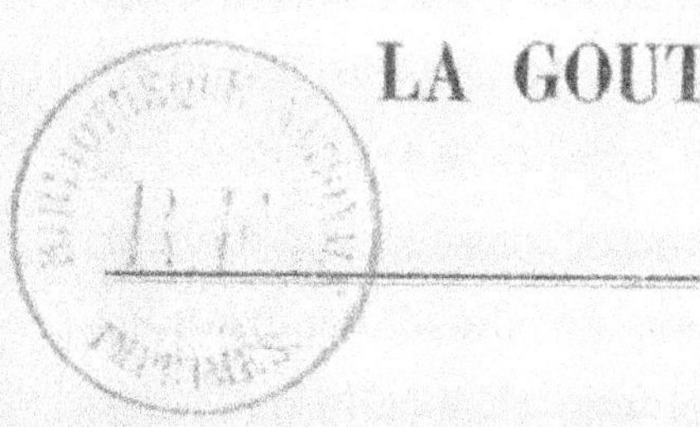

CHAPITRE PREMIER.

CONSIDÉRATIONS GÉNÉRALES.

Je n'ai point la prétention de faire ici un traité complet de la goutte ; *opus sanè arduum !* a dit un des auteurs les plus remarquables parmi ceux qui ont essayé d'accomplir cette tâche ; ce qui n'a pas empêché qu'une innombrable quantité de volumes aient été écrits sur cette maladie. Renvoyant donc à ces divers ouvrages ceux qui désireraient avoir de plus amples détails, je me contenterai d'esquisser à grands traits ses principaux caractères, son mode de développement, sa marche, ses effets, les causes qui la produisent, afin d'arriver, par une voie logique et raisonnée, à la question du traitement, question capitale sur laquelle je me propose de m'étendre plus longuement, parce que c'est celle qu'il importe le plus aux malades et aux médecins de voir mise en lumière.

Le but de cet opuscule étant de faire connaître la méthode à l'aide de laquelle je suis parvenu à guérir la maladie goutteuse, j'exposerai à ce sujet les idées qui me sont particulières, et je ferai parcourir au lecteur la route qui m'a conduit à ce résultat important. Puis ensuite, à l'appui de ce que j'aurai dit, je raconterai les faits dont j'ai été témoin, avec tous les détails propres à en rendre l'authenticité aussi évidente que possible.

Avant d'aborder l'étude spéciale que nous

nous proposons de faire, et pour éviter les longueurs, émettons d'abord quelques considérations générales relatives à la goutte. Elles nous serviront à limiter et à éclairer le chemin que nous avons à parcourir.

Si l'on veut avoir quelques notions sur l'historique de cette maladie, nous dirons qu'elle a pris naissance à la suite du développement social que nous nommons civilisation. Les écrivains de l'antiquité en font foi. Hippocrate et Aretée de Cappadoce l'ont décrite sous les noms principaux de Αρθριτις et de Ποδαγρη. Elle ne fut observée à Rome que vers la fin de la république, et on lui conserva ses noms grecs d'*arthritis* et de *podagra*. Au XIIIe siècle, un auteur nommé Radulphe, imbu des doctrines humorales si généralement répandues en ce temps là, lui donna le nom de *goutte*, parce que, disait-on alors, cette maladie distille goutte à goutte un liquide sur la partie malade.

Jusqu'à la fin du XVIe siècle, la goutte et le rhumatisme furent regardés comme une même et unique maladie. A cette époque seulement, le célèbre Baillou les distingua l'une de l'autre. Toutefois, un certain nombre de médecins pensent encore aujourd'hui que ces deux affections sont de même nature, et ne trouvent entre elles que des différences dénuées d'importance. Si, en effet, il existe quelques raisons pour croire que le principe et la nature du rhumatisme offrent des analogies remarquables avec ceux de la goutte; si, en outre, on rencontre des cas où le diagnostic différentiel est d'une difficulté à peu près insoluble, on doit cependant convenir que leur marche et leurs conditions de développement sont tout-à-fait distinctes.

L'illustre médecin anglais Sydenham, dont nous aurons plus d'une fois occasion de parler, parce que, affecté lui-même de la goutte, il a laissé sur elle un ouvrage que tout le monde connaît, a dit avec juste raison que cette maladie atteint *plus de riches que de pauvres, plus de gras que de maigres, plus de gens d'esprit que de sots.* Ces trois circonstances, la richesse, la bonne chère et la culture de l'esprit sont, en effet, les compagnes les plus ordinaires de la goutte, et nous signalent d'avance les principales causes qui la produisent. Nous sommes obligés de reconnaître aussi que ce sont trois fruits de la civilisation dont cette affection paraît suivre le développement dans un rapport à peu près direct; car tous les auteurs s'accordent pour assurer que la podagre a été dans tous les temps inconnue aux peuples dont la vie était sobre, active, endurcie aux fatigues et aux durs travaux.

Chez les anciens, souvent, on n'avouait qu'avec peine cette maladie, non pas qu'elle eût rien de honteux par elle-même, mais sans doute parce que ses causes les plus directes et les plus ordinaires étaient l'intempérance et la gourmandise, et rarement, comme aujourd'hui, les études assidues et les préoccupations habituelles de l'esprit. On voit que, sous ce rapport, les choses se sont modifiées à l'avantage de notre amour-propre depuis les beaux temps d'Athènes et de Rome. Quoi qu'il en soit, dès lors on chercha mille moyens pour la guérir, et l'empirisme ne fut pas heureux dans cette conjoncture. En effet, un gros volume ne suffirait pas pour la simple énonciation des remèdes qui ont été employés contre la goutte, et dont le plus grand nombre atteste l'ignorance et la superstition des médecins et des malades de ces époques. Toutefois, ne nous vantons pas trop, car aujourd'hui, à Paris même, ne voit-on pas certains goutteux recourir au somnambulisme et aux magnétiseurs ?

La goutte affecte beaucoup plus les hommes que les femmes. Il est même rare maintenant de rencontrer une femme podagre, ce qui se voyait assez souvent à Rome, dans les temps où le libertinage était devenu sans frein et sans limites; *ob varii generis debacchationes*, dit Sénèque (ép. 95).

On ne rencontre presque jamais la goutte véritable chez les enfants, même chez ceux qui ont eu des parents goutteux. C'est pourquoi Hippocrate a dit : *puer podagrâ non laborat ante veneris usum*. Elle est peu fréquente dans la jeunesse; c'est essentiellement un fruit de l'âge mûr. Voici, au reste, un résultat statistique où cette maladie est considérée sous le rapport des âges; nous l'empruntons à Scudamore. Sur cent individus goutteux, il en a trouvé trente-quatre de vingt à trente ans, quarante-trois de trente à quarante ans, onze de quarante à cinquante ans, et douze au-dessus de cinquante ans. Nous trouvons ces calculs peu concluants à cause du petit nombre de malades sur lesquels ils sont basés.

Sous le rapport des tempéraments, l'observation nous démontre que ceux connus sous les noms de sanguin, de bilieux et de lymphatique, semblent y prédisposer davantage que les autres. De là viennent sans doute des différences dans la marche de l'affection, de la diversité dans les formes et dans les caractères particuliers qu'elle leur emprunte. Ainsi le tempérament sanguin donnera plutôt lieu aux accès de la goutte régulière et disposera plus directement aux répercussions intérieures de la maladie. L'homme à la constitution lymphatique, au contraire, sera plus sujet à la goutte chronique, sans acuité bien prononcée dans les accès, à la faiblesse et aux épanchements liquides des articulations. La goutte anomale, vague ou errante, sera plus particulièrement le partage du tempérament bilieux.

Le printemps et l'automne sont les deux époques de l'année où les accès de goutte se font plus spécialement sentir. Cette observation n'avait point échappé au père de la médecine, et c'est lui qui a dit : *dolores podagrici vere et autumno plerumque moventur.* Ce qui était vrai au temps d'Hippocrate est encore vrai aujourd'hui, et c'est seulement par exception qu'on voit les goutteux tourmentés aux temps des solstices, comme l'était chaque été le célèbre nosologiste Sauvages, dont les douleurs avaient encore cela de particulier qu'elles s'adoucissaient lorsque la température se refroidissait.

Les contrées basses et dont l'atmosphère est chargée d'humidité et de brouillards, celles où l'on remarque des changements brusques dans la température, sont aussi celles où l'on rencontre le plus de goutteux, toutes choses égales d'ailleurs. En outre, la maladie offre plus de ténacité, de persistance et de tendance à récidiver que dans les pays secs et élevés. Ainsi, en Angleterre, en Hollande et en Allemagne, on observe plus de gouttes acquises qu'en France et dans les pays méridionaux. Elle est même tellement commune dans quelques parties de ces contrées, qu'on pourrait croire qu'elle y est endémique.

Avons-nous besoin de dire que l'affection arthritique ne choisit jamais pour refuges les cabanes des pauvres et les chaumières de l'artisan? Ne sait-on pas qu'elle aime, au contraire, à hanter les palais des grands, ainsi que les élégantes habitations des bourgeois dans l'aisance, et que c'est essentiellement une maladie de bonne compagnie? *N'a pas la goutte qui veut*, a dit un vieil adage. C'est qu'en effet il faut, pour être soumis à l'empire de cette affection, se trouver dans des conditions de fortune telles qu'on n'ait pas besoin, pour vivre, de se livrer habituellement aux fatigues du travail physique. Les milieux où elle prend naissance sont les longues études, les préoccupations habituelles de l'intelligence, celles qu'engendre l'aiguillon de la fortune et de l'ambition, toutes choses à peu près inconnues dans les classes inférieures de la société.

Les considérations générales que nous venons de présenter à l'appréciation des lecteurs n'ont point seulement pour but de satisfaire la curiosité ou l'esprit de recherches : elles sont d'une utilité réelle et incontestable pour la pratique ; et, plus tard, nous en tirerons des conclusions ou des conseils prophylactiques très-essentiels, tant pour éviter d'être atteint par le mal arthritique, que pour consolider la guérison, lorsque déjà on a subi quelques attaques.

CHAPITRE II.

CAUSES DE LA GOUTTE.

Pour nous guider dans la recherche que nous avons à faire des causes de la goutte, et pour pouvoir les signaler ensuite avec méthode et précision, commençons par examiner quelles sont en général les personnes sujettes à être attaquées par cette affection.

Il y a tout d'abord une observation qui nous frappe ; et nous l'avons déjà émise à la fin du chapitre précédent : c'est qu'on ne voit jamais, ou presque jamais, la goutte choisir ses victimes parmi les hommes livrés aux durs travaux, artisans, ouvriers et laboureurs; et, certes, ce n'est pas de cette maladie qu'on pourrait dire avec justice :

> Le pauvre en sa cabane où le chaume le couvre,
> Est soumis à ses lois.

Son empire de prédilection se trouve dans des régions plus élevées, dans les classes chez lesquelles la richesse et l'éducation ont développé des besoins plus nombreux et des goûts moins simples. C'est là un fait que tout le monde remarque; car il est d'une évidence palpable. Aussi est-ce dans les classes aisées qu'il faut rechercher les causes générales et directes de l'affection qui nous occupe. Nous les trouverons dans les habitudes, dans la manière de vivre des hommes riches et cultivés; puisqu'aujourd'hui, comme autrefois, chez nous, comme chez les autres peuples, la goutte est toujours *morbus dominorum*, et *Dominus morborum*. Placé à ce point de vue, nous résumerons ces habitudes et cette manière de vivre en trois causes, que nous appellerons directes ou essentielles, ainsi que nous allons le voir.

Disons d'abord que nous reconnaissons trois ordres de causes qui concourent à faire naître et à développer cette maladie avec tous ses symptômes : 1° celles qui tiennent à la constitution innée ou primitive de l'individu, et que nous nommons *causes prédisposantes ;* 2° celles dont l'action plus ou moins répétée et prolongée développe l'affection goutteuse : nous les appelons *causes directes ;* 3° enfin, celles dont l'action détermine les attaques de goutte, et que, pour cette raison, nous nommons *causes déterminantes.* Signalons rapidement chacune d'elles.

1° *Causes prédisposantes.* La prédisposition consiste dans une manière d'être particulière de nos organes, inconnue dans son essence, mais qui se révèle par quelques signes extérieurs, et surtout par l'aptitude et la facilité singulières avec lesquelles les personnes qui la possèdent contractent la maladie. Tous les individus qui ont eu des parents goutteux se trouvent dans ce cas ; par conséquent, la cause prédisposante par excellence pour l'affection qui nous occupe, est l'hérédité.

L'influence de cette disposition héréditaire, tenant à la constitution même des individus, a été signalée pour un assez grand nombre de maladies ; mais, dans aucune, elle n'est si clairement démontrée que dans la production de la goutte. Tous les auteurs l'ont remarquée, tous sont d'accord sur sa fréquence ; et les différentes statistiques partielles qui ont été faites dans notre pays démontrent que sur cent goutteux, soixante environ se trouvent avoir eu des parents atteints de la même maladie ; ce qui fait près des deux tiers. Scudamore ne porte cette proportion qu'à cinquante-cinq sur cent treize ; mais il observait dans un pays où les conditions météorologiques engendrent, proportion gardée, plus de gouttes non héréditaires qu'en France.

On pourrait citer une multitude de faits pour prouver l'influence de cette cause. Nous nous contenterons du suivant, qui est fort remarquable : Un homme avait eu huit enfants avant d'être affecté de la goutte. Ayant ensuite contracté cette maladie, il devint père d'un neuvième enfant ; et, de toute la famille, ce dernier est le seul qui soit goutteux, quoique d'ailleurs ce soit un homme sobre et tempérant ; seulement son genre de vie est sédentaire. Il ne tiendrait qu'à nous d'accumuler ici ces sortes d'exemples, mais à quoi bon chercher à démontrer l'évidence? Personne ne nie cette disposition innée, héréditaire, à contracter la goutte.

Toutefois, cette cause ne suffit pas à elle seule pour développer la maladie, ou du moins on peut annihiler son influence et la rendre tout-à-fait impuissante, en évitant avec soin le concours des autres circonstances qui lui viennent ordinairement en aide. Nous rapporterons plus loin deux faits, entre mille, que nous pourrions citer, qui le prouvent d'une manière positive. (Voy. plus loin *Causes directes* B. et chap. 7.) C'est sans doute par suite de la mise en pratique de la remarque précédente, que l'on observe assez souvent les enfants d'un père goutteux, échapper à la maladie arthritique, tandis que leurs propres enfants à eux en sont atteints, la goutte sautant ainsi par-dessus une génération.

Quelques auteurs ont signalé une seconde cause prédisposante, et ont cru la découvrir dans un certain groupe de formes extérieures et de phénomènes moraux et intellectuels, auquel ils ont donné le nom un peu ambitieux de *tempérament goutteux*, de *constitution goutteuse*. Nous avouons que nous ne sommes pas parfaitement convaincu de la réalité de l'existence de cette cause, non plus que de l'influence de ces formes et de ces phénomènes sur le développement de la goutte. Nous n'insisterons donc pas davantage à ce sujet, désirant rester dans le cercle de l'observation positive et rigoureuse des faits utiles à la pratique.

2° *Causes directes.* La recherche des causes qui produisent et développent les maladies, est souvent pour le médecin une chose difficile et sujette à erreur. Son utilité est cependant incontestable, car comment connaître la nature d'un mal, si on ignore ce qui l'a produit? Et comment le traiter d'une manière rationnelle, si on ne soulève pas au moins un coin du voile qui nous cache sa nature et son mode de formation? La maladie que nous étudions ici laisse peu d'incertitude et d'obscurité dans cette recherche ; car ses causes directes, tout le monde les connait, et tout le monde les signale. Nous avons donc tous les éléments désirables pour arriver rationnellement à une méthode de traitement véritablement curative, si nous sommes logique dans nos déductions. Aussi, avons-nous le droit de nous étonner quand nous entendons dire que la goutte est une affection incurable. Et il est permis de croire que ceux qui émettent cette opinion ont réfléchi bien superficiellement à ce sujet.

Quoi qu'il en soit, nous dirons qu'il y a trois causes directes de la goutte : 1° la bonne chère ; 2° le défaut de locomotion ou vie sédentaire ; 3° les préoccupations fortes et continuelles de l'esprit.

A. Par la dénomination de bonne chère, nous entendons une alimentation trop nutritive, soit par la quantité relative des mets, soit par leur succulence. La bonne chère comprend également l'usage des aliments qui excitent fortement l'estomac.

Des médecins ont dit plaisamment que la goutte consistait dans *un excédant de la recette sur la dépense*. C'est là, dans une certaine mesure, un fait d'une grande et incontestable vérité; car pendant que le goutteux se nourrit au-delà de ses besoins, les vaisseaux absorbants s'engorgent et les excrétions languissent, comme nous le verrons plus loin. Par conséquent, les pertes de l'économie ne sont nullement en rapport avec la quantité de matériaux qu'on lui fournit.

Un illustre médecin suédois, Acrel, a fait un livre ayant pour but de démontrer que la bonne chère est la vraie et seule cause de la goutte (1). Si ce médecin nous semble un peu trop exclusif dans sa manière de voir, il n'en est pas moins vrai que de tout temps cette cause a été admise comme une de celles qui

---

(1) *De nutrimento corporis superfluo, ut vera arthritidis causa. Upsaliæ*, 1787.

produisent le plus directement l'affection goutteuse. Il paraîtrait même que chez les Grecs et chez les Romains, elle était à peu près regardée comme la seule, et c'est sans doute pour cela que quelques podagres ne voulaient pas convenir de leur position (1).

Aujourd'hui encore tous les médecins sont d'accord sur l'influence puissante que possède une nourriture trop succulente dans la production de la goutte, et on ne trouve à la contester que ceux de messieurs les goutteux qui ne veulent pas renoncer aux plaisirs de la gastronomie ; mais nous savons qu'il n'y a pire sourds que ceux qui ne veulent pas entendre.

Toutefois, il faut bien faire attention que chaque homme a une capacité pour les aliments qui lui est propre ; de telle sorte

---

(1) Voyez Aretée (*lib.* 2, *c.* 12) ; Cœlius Aurel (*lib.* 5, *c.* 2) ; Lucien, *Tragop.*

qu'une nourriture qui serait trop abondante pour l'un, ne sera cependant que suffisante pour l'autre; et, à cet égard, il y a une observation qui ne doit pas échapper : les enfants et les jeunes gens sont peu sujets à avoir la goutte, quoique souvent ils soient fort gourmands. Pourquoi cette différence? C'est que, chez les enfants, la nutrition a une activité bien plus forte que chez les hommes faits, parce que leur nourriture n'a pas seulement à compenser les pertes de l'économie, mais qu'elle doit encore fournir tous les matériaux qui servent à l'accroissement du corps. Chez les jeunes gens, les exercices violents auxquels ils se livrent, pour la plupart, provoquent dans l'organisme des déperditions considérables par l'exhalation cutanée et pulmonaire, et ces déperditions ont besoin d'être réparées par une forte alimentation.

Nous devons ajouter ici que nous croyons peu à l'influence arthritique des boissons;

car les ivrognes se trouvent en bien plus grand nombre dans les classes ouvrières, qui ne sont pas sujettes à la goutte, que chez les gens aisés.

B. Le défaut de locomotion n'est pas une cause moins puissante que la bonne chère du développement de la goutte. La plupart des gens d'étude et de cabinet, qui sortent rarement ou ne vont qu'en voiture, sont sujets à cette maladie. Rien ne prouve mieux l'influence directe du repos musculaire sur la production de cette affection, que l'exemple des hommes qui, effrayés d'une première attaque de goutte, se sont livrés à l'exercice et au travail physique, et se sont ainsi délivrés du mal qu'ils avaient contracté conformément à l'axiôme : *Sublatâ causâ tollitur effectus*. Nous en citerons plusieurs exemples dans le septième chapitre; contentons-nous en ce moment du suivant, que nous extrayons des lettres de Loubet : « Un père goutteux engendra deux fils jumeaux, qui devinrent comme lui grands et bien faits. Ces deux frères se ressemblaient, mais non d'inclination, et ils menèrent une vie fort différente : l'un vécut avec son père, contracta ses goûts, et fut bientôt attaqué de la goutte ; l'autre, obligé de vivre sobrement et de faire de l'exercice, en fut préservé toute sa vie. » Ce fait démontre en même temps que l'hérédité ne suffit pas à elle seule pour produire la goutte, comme nous l'avons dit plus haut.

Le simple raisonnement, à défaut d'exemple, prouverait que le manque de locomotion ralentit l'activité de la digestion, de la circulation et des sécrétions, affaiblit les jointures articulaires, et développe par conséquent toutes les circonstances favorables à la production de la maladie arthritique. Cette cause a surtout une puissance spéciale sur les hommes qui, après avoir mené une vie active et laborieuse, se sont ensuite laissés aller à un repos volontaire ou forcé. Tels sont les militaires en retraite, les commerçants retirés des affaires, et beaucoup d'autres individus, qui, ayant été dans leur jeunesse de grands chasseurs, se sont ensuite abandonnés à la vie molle et oiseuse des villes.

C. Les grandes préoccupations de l'esprit, les profondes méditations, lorsqu'elles sont de longue durée, peuvent également engendrer la goutte, d'autant mieux que le plus souvent elles se joignent à la cause précédente. C'est ainsi que les hommes ambitieux, ceux qui sont dévorés de la soif de la fortune, et ceux qui sont chargés du gouvernement des empires, sont particulièrement sujets à devenir les victimes de l'affection goutteuse. L'illustre pape Hildebrand, homme extrêmement sobre et d'une constitution très-forte, n'en eut pas moins la goutte pendant trente ans de sa vie, par suite des longs travaux auxquels il se livra, et des grandes préoccupations intellectuelles qui l'absorbèrent tout le temps qu'il vécut.

Ainsi que nous l'avons dit, ces trois causes : la bonne chère, le défaut de musculation et les profondes préoccupations morales produisent directement, essentiellement la goutte. Mais très-souvent cette maladie reste latente, intérieure, sans symptômes bien apparents, jusqu'au moment où une circonstance extérieure vient faire surgir l'attaque articulaire. De même qu'une goutte d'eau qui vient tomber dans un vase déjà plein, le fait tout à coup déborder, ainsi le paroxisme goutteux se déclare aussitôt que l'individu dont l'organisme a été affecté par les causes précédentes reçoit l'action d'une de ces circonstances, que, pour cette raison, nous nommons causes déterminantes ou occasionnelles.

3°. *Causes déterminantes*. Ce sont : une application d'esprit plus forte que d'habitude, une impression de froid ou d'humidité qui arrête ou diminue sensiblement la transpiration, toutes les impressions morales vives.

A. La forte application de l'esprit provoque d'une manière singulière les accès de goutte. Van Swieten cite un mathématicien de sa connaissance qui se donnait des accès à volonté, en s'appliquant fortement à la solution d'un problème difficile. Sydenham, qui a publié un beau traité sur la goutte, annonce que les travaux auxquels il se livre pour l'écrire seront probablement pour lui la cause d'un accès bien douloureux. Sa prédiction se réalisa. Nous connaissons un professeur qui nous assure être saisi par un accès toutes les fois qu'il a un travail plus assidu et plus difficile à faire que d'habitude. Nous pourrions beaucoup multiplier ces exemples, qui sont particuliers aux hommes d'étude.

B. L'arrêt ou la diminution de la transpiration, et surtout de la transpiration insensible, est également une cause qui provoque fréquemment les accès de goutte. Il y a même des médecins qui se sont tellement préoccupés de son influence, qu'ils l'ont regardée comme le principal agent de la production de la goutte; tels sont Desault de Bordeaux et le docteur Turck. Nous ne pouvons partager cette opinion, et nous en dirons les motifs dans le chapitre IV. Cependant, nous reconnaissons, avec tout le monde, que beaucoup d'accès sont dus à la diminution ou à l'arrêt de la transpiration.

C. Un ébranlement nerveux subit, une impression morale vive, telle qu'un accès de colère, de terreur ou de joie, provoquent très-souvent l'invasion du paroxisme arthritique. L'illustre Stahl en cite plusieurs cas; et j'ai lu quelque part qu'un officier français, frappé de terreur dans le désastre de la Bérésina, fut subitement pris d'une attaque si violente, qu'il serait tombé au pouvoir de l'ennemi, si des camarades ne l'avaient emporté sur leurs épaules.

Les excès vénériens sont-ils une cause de la goutte? Hippocrate a dit : *Eunuchi podagrâ non laborant*, ce qui ferait croire qu'en effet ils ne sont pas étrangers à son invasion. Nous ne sommes pas assez irrévérentieux pour mettre en regard de cet aphorisme du divin vieillard, et dans le but de le combattre, l'histoire d'un *Chapon Goutteux* qui est racontée dans les *Éphémérides des Curieux de la Nature* (D. 11; A 4, Obs. 174), nous préférons y renvoyer les lecteurs qui voudront s'édifier à cet égard. Quoi qu'il en soit, nous ne croyons pas que la perte de substance, résultant du coït, puisse produire en aucune manière l'affection goutteuse, quoi qu'en aient dit quelques auteurs ; mais il est certain que l'ébranlement nerveux qui accompagne cet acte peut déterminer l'accès chez les individus soumis alors à l'influence des agents directs et essentiels de la goutte ; et, envisagée sous ce point de vue, cette cause rentre dans celle dont nous venons de parler. (Voy. plus haut C.)

Ainsi, des trois genres de causes que nous venons de passer en revue, un seul, le second, comprend celles qui ont le privilége de produire et de développer essentiellement la maladie goutteuse ; et c'est pour cela que nous les avons appelées *directes*. Quant au troisième genre, les causes qui y sont classées ont le pouvoir de déterminer l'invasion subite d'une attaque de goutte ; mais il faut pour cela que l'individu sur lequel elles agissent soit déjà affecté des altérations fonctionnelles, qui sont l'effet des causes directes, ou au moins qu'il soit sous l'influence particulière de la prédisposition héréditaire. Ces distinctions sont très-importantes, si l'on tient à se rendre compte des désordres que nous aurons à examiner.

Les causes de ces trois ordres concourent donc, chacune suivant sa puissance, à produire la maladie goutteuse avec tous ses symptômes. Plus tard, nous analyserons leur action, et nous tâcherons de découvrir et d'expliquer le mécanisme à l'aide duquel elles développent cette affection. Cette recherche nous amènera immédiatement à connaitre la nature de la goutte, connaissance si importante pour un traitement rationnel. Comme on le voit, tout s'enchaine logiquement dans notre manière d'envisager le sujet que nous étudions.

CHAPITRE III.

DESCRIPTION DE LA GOUTTE.

La goutte est une maladie qui revêt dans ses diverses apparitions des formes et des caractères extrêmement variés. Aussi les auteurs partisans des distinctions scholastiques n'ont-ils pas manqué de morceler leurs descriptions; et quelques-uns sont arrivés en prodiguant les divisions, les subdivisions, les classes, les genres et les espèces, jusqu'aux subtilités les plus futiles.

Persuadé comme nous le sommes que la maladie est toujours une et identique, bien que les symptômes qui la dénotent se portent tantôt sur un organe tantôt sur un autre, et bien qu'elle soit loin d'affecter constamment la même marche et le même aspect, nous nous contenterons de l'étudier sous ses deux formes principales, qui nous paraissent les seules importantes à connaître sous le rapport pratique : ce sont la forme *aiguë* et la forme *chronique*. Nous dirons en même temps quelques mots de la goutte appelée vague, errante, larvée, etc., etc., afin que chacun puisse être en garde contre ses métamorphoses si variées.

1°. *Goutte aiguë ou régulière*. La goutte aiguë apparait sous le type intermittent, c'est-à-dire que ses accès ont lieu à des intervalles plus ou moins rapprochés, pendant lesquels le malade jouit en apparence d'une très-bonne santé. En général on remarque que ses attaques sont ordinairement précédées de symptômes précurseurs, presque toujours méconnus dans les premiers temps de la maladie, mais à l'apparition desquels les vieux goutteux manquent rarement de reconnaître l'approche d'une crise. Il est assez difficile de préciser ces symptômes, parce qu'ils diffèrent chez la plupart des malades. Cependant on peut dire que les plus ordinaires sont ceux qui signalent un dérangement dans la fonction digestive.

Quoi qu'il en soit, l'homme qui va être incessamment en proie à une attaque de goutte, se trouve très-souvent en parfaite santé; les symptômes dont nous parlions tout à l'heure ont subitement disparu comme par enchantement. L'organisme semble se recueillir et se préparer en silence à la crise qui va avoir lieu; le malade est gai, son appétit est vif, sa digestion se fait bien, il se couche et s'endort calme et tranquille; mais au bout de quelques heures de sommeil, et communément entre minuit et trois heures, il se réveille tout-à-coup, saisi par une vive douleur existant presque toujours à la base du gros orteil. Le caractère de cette douleur est variable et les malades ont chacun des expressions particulières pour la faire comprendre. Ainsi, l'un la compare à la dislocation du membre affecté; l'autre à une brûlure semblable à celle causée par l'eau bouillante; d'autres encore à un déchirement des chairs.

Bientôt un tremblement fébrile général se fait sentir, et un sentiment d'inquiétude s'empare du malade. Sa douleur augmente graduellement et devient de plus en plus violente, puis elle gagne en étendue et s'irradie autour du point primitivement affecté. Au bout de quelques heures, elle devient telle, que le malade ne peut plus supporter le poids de ses couvertures ni les légères secousses causées par les personnes qui marchent dans sa chambre. Tous les mouvements qui intéressent l'articulation attaquée sont devenus insupportables, et pourtant le patient s'agite sans cesse et se retourne vainement pour chercher une position qui lui soit moins douloureuse. Pendant ce temps, la fièvre s'est accrue comme la douleur, et c'est dans ces angoisses que se passent le reste de la nuit et la journée suivante toute entière, sauf parfois une faible rémission.

Si l'on a examiné avec attention le pied affecté au commencement de l'attaque, on a pu remarquer un gonflement particulier des veines qui rampent à sa surface ; mais le plus ordinairement, vingt-quatre heures environ après le commencement de l'accès, il se développe dans le point douloureux une tumeur d'aspect érysipélateux. Vers le même moment, la douleur s'apaise, et le malade peut jouir enfin d'un peu de calme et même goûter quelques instants de sommeil. Quand il se réveille, une légère moiteur se remarque sur toute la peau, qui n'avait pas cessé d'être sèche pendant les douleurs. C'est ainsi que se termine le premier paroxisme de l'attaque de goutte.

Ainsi, pour résumer ces premiers phénomènes, invasion subite de l'accès pendant le sommeil, douleur locale vive, d'une intensité croissante, fièvre qui augmente et diminue avec elle, enfin, au bout de vingt-quatre heures, formation d'une tumeur et rémission complète du paroxisme; c'est de cette manière que, dans la plupart des cas, se comporte la première crise de l'attaque de goutte aiguë.

La nuit suivante, un nouveau paroxisme fébrile se fait sentir, et la douleur redevient encore violente. Puis, au jour, on trouve que la tumeur s'est développée, la rougeur y est plus apparente, et le malade éprouve de nouveau une amélioration sensible à ses souffrances. Pendant toute la durée de l'attaque, il y a ainsi exacerbation pendant la nuit et rémission pendant le jour. Cependant, la première crise est toujours la plus violente, et, en général, les paroxismes suivants vont en diminuant graduellement jusqu'au rétablissement de la santé. Dans les derniers jours de l'attaque et pendant les accès qui la terminent, on voit la tumeur diminuer; la douleur locale s'assoupit, la rougeur s'efface peu à peu, et enfin la terminaison a lieu par une transsudation locale d'une matière blanchâtre, épaisse et visqueuse, et par la desquamation de l'épiderme accompagnée de démangeaison. On ne peut guère préciser le temps que durera le mal. Les premières attaques de goutte sont en général plus courtes et plus douloureuses; et presque toujours dans la suite, leur durée est en raison inverse de la violence des douleurs qu'elles éveillent; suivant cette remarque de l'illustre Sydenham : *Dolor in hoc morbo est amarissimum naturæ pharmacum; qui quò vehementior est, eò citiùs prœterlabitur paroxismus.*

Pendant le cours de l'attaque, des phénomènes généraux, intéressants à observer, ont également lieu. La fièvre, qui s'est déclarée en même temps que la douleur, ne cesse pas entièrement dans les intervalles de paroxisme, de sorte qu'elle est plutôt rémittente qu'intermittente jusque vers le huitième jour; et, lorsqu'elle tombe tout-à-fait, alors arrivent les évacuations critiques : ainsi les urines deviennent abondantes et forment un dépôt briqueté, la transpiration augmente et quelquefois les intestins et l'estomac rejettent au dehors les matières saburrales qu'ils contiennent. Le goutteux est encore en proie à d'autres accidents; il est triste, inquiet et surtout impatient; son sommeil, quand il en peut avoir, est plein d'agitation et de trouble; il est de temps en temps fatigué par des crampes douloureuses, et par des mouvements nerveux qui l'irritent.

Nous avons dit que le gros orteil était ordinairement le siége de la douleur. En effet, Scudamore a trouvé que sur cent sept attaques de goutte, soixante-dix avaient envahi cet organe, et que les trente-sept autres s'étaient dispersées sur un nombre à peu près égal de points divers. Il arrive quelquefois que les deux pieds sont entrepris ensemble avec la même force. D'autres fois, le mal se transporte d'un pied ou d'un orteil sur l'autre.

Bien que les choses se passent le plus souvent comme nous venons de le dire, cependant il arrive que les premières attaques de goutte sont quelquefois beaucoup moins intenses que celle décrite ci-dessus ; mais, dans ce cas, les attaques suivantes reviennent ordinairement à des intervalles plus rapprochés. On voit aussi parfois la goutte survenir tout-à-coup au milieu du jour, au lieu de surprendre le malade pendant un sommeil trompeur.

Dans tous les cas, une fois que l'attaque est terminée entièrement, la partie affectée reprend la parfaite intégrité de ses fonctions; le malade paraît se porter mieux que jamais, son appétit et sa gaîté reviennent, ses digestions semblent excellentes, et il oublie son mal avec une facilité qui l'empêche de prendre aucune précaution pour qu'il ne revienne pas. Son illusion dure jusqu'à ce qu'un nouvel accès vienne le saisir, ce qui ne manque jamais d'arriver tôt ou tard, s'il ne fait rien pour le prévenir.

Dans les commencements de la maladie, les intervalles des attaques sont longs et quelquefois de plusieurs années. Mais chaque crise qui survient laisse après elle un peu plus de sensibilité, un peu plus de faiblesse dans les articulations, un rétablissement de santé qui est de moins en moins parfait. En outre, plus les crises reviennent, et plus elles ont de tendance à revenir encore de plus vite en plus vite, plus aussi elles gagnent en durée, jusqu'au moment enfin où elles donnent naissance à la goutte chronique.

2° *Goutte chronique.* — Cette forme de la maladie arthritique n'est qu'une suite de la précédente, de sorte que le passage de l'une à l'autre se fait sans nuances bien tranchées et par des degrés insensibles. Il semble que la nature, fatiguée de l'énergie qu'elle a été obligée de déployer d'abord, n'a plus la force de réagir vigoureusement comme elle l'a fait dans les premières attaques. En effet, il y a bien, dans la goutte chronique, des accès et une succession de paroxismes comme nous les avons vus dans la forme aiguë ; mais ces accès ne sont point séparés par des périodes bien sensibles : le commencement, le milieu et la fin des crises sont difficiles à distinguer ; car le mal ne quitte jamais complètement le patient, et c'est dans les mois d'été seulement qu'il éprouve une amélioration un peu visible dans son état.

Dans cette forme de la goutte, la douleur est beaucoup plus supportable que dans la forme aiguë, la tumeur est moins prononcée, sans rougeur bien appréciable, la chaleur n'y est pas sensible; mais aussi ces phénomènes ont une bien plus longue durée. La douleur s'exaspère à la moindre cause, la tuméfaction ne s'efface presque jamais complètement, et, quand cela a lieu, elle est remplacée par une gêne, une fatigue, une faiblesse qui rendent la démarche de ces goutteux extrêmement pénible et facilement reconnaissable.

Les symptômes généraux offrent aussi des caractères particuliers qui les distinguent; ils sont bien plus marqués, et décèlent une altération vitale bien plus profonde. Le malade perd l'appétit, ses digestions sont lentes, difficiles; des gaz se développent abondamment dans le tube intestinal; il est tourmenté par des hémorroïdes douloureuses, en proie à la colère, aux affections tristes de l'âme, et souvent à la gravelle et à la pierre; certains mouvements lui causent une douleur indicible. Aussi, quand l'attaque s'est portée sur un grand nombre d'articulations, ce qui arrive fréquemment, si le goutteux peut encore se tenir debout et faire quelques pas, il semble alors ne pas se remuer, dit Sydenham dans son langage pittoresque, *ut etiam cùm ambulet quiescere videatur*. On a dit de ces malades une vérité bien désolante, quoiqu'elle soit une parodie plaisante d'un verset du psalmiste : *manus habent et non palpabunt, pedes habent et non ambulabunt* sed *clamabunt in gutture suo.*

Cette forme de la goutte a en outre l'inconvénient d'être bien plus sujette que la précédente à se porter subitement d'une articulation sur une autre, et à les quitter pour envahir tout-à-coup des organes intérieurs. Les causes souvent les plus légères peuvent déterminer cette rétrocession funeste : une impression de froid, un accès de colère, de terreur ou même de joie, une étude un peu soutenue, un repas trop copieux ; mais surtout l'application de topiques calmants ou narcotiques sur l'articulation douloureuse, suffisent pour produire ce grave accident. C'est dans ces circonstances qu'on a donné à la maladie les noms de *goutte irrégulière*, *goutte errante*, *goutte remontée*, *rétrocédée*, etc., etc.

Ce n'est pas tout encore, et nous n'avons pas épuisé la série de souffrances qui peut accompagner la goutte chronique. Les matières morbides qui, par suite du peu d'énergie des accès, n'ont pu être chassées au dehors du corps, viennent se déposer dans le tissu cellulaire qui environne les articulations ; elles sont d'abord liquides, visqueuses ; puis, peu à peu, elles se durcissent et finissent par prendre la consistance de véritables pierres. Les malades tombent alors dans l'état que les auteurs ont décrit sous le nom de *goutte fixe*.

Ces concrétions, auxquelles on a donné le nom de *tophus*, sont une cause de gêne et d'irritation continuelles, tant par leur situation que par leur volume et par leur forme. Souvent elles arrivent jusqu'au point de désorganiser la peau, et elles forment alors des ulcérations d'où s'échappent de temps en temps de petits fragments qui nagent dans un liquide séreux peu abondant. Ces ulcérations se cicatrisent en général très-difficilement.

Le volume et le nombre des tophus sont fort variables; l'un et l'autre augmentent avec la quantité des attaques de goutte; il y en a qui vont jusqu'à la grosseur d'un œuf de poule. La plupart des vieux goutteux en ont sur plusieurs articulations, et on en a vu qui avaient les pieds tellement chargés de ces tufs, que le poids de ces derniers l'emportait de beaucoup sur celui des pieds. On a rapporté à cet égard des faits qui paraissent à peine croyables, et nous citerons ce qu'en dit M. Guilbert dans son remarquable travail sur la maladie arthritique : « On voit, dit-il, de ces vieux » goutteux dont les articulations sont toutes » couvertes de tumeurs et d'aspérités, dont » la peau même, en particulier celle de la » face, est soulevée par des tubercules gout- » teux... Tels étaient ce Babylas et cet » Acragas, célèbres podagres, représentés » comme ensevelis vivants dans la craie et à » qui du moins, après leur mort, on eût pu » élever un tombeau avec le plâtre sorti, » pendant leur vie, de leurs mains, de leurs » pieds et de toutes les parties de leur corps ; » tel était ce Gordius, dont toutes les articu- » lations avaient été déformées par la goutte, » et qui composa lui-même d'avance son » épitaphe, où l'on trouve cette plaisanterie :

» *Nomine reque duplex ut nodus Gordius essem !* »

Nous ne devons pas omettre ici les observations rapportées par un grand nombre d'auteurs respectables, qui disent avoir vu nager cette matière crayeuse dans le sang extrait de la veine des goutteux, qui l'ont rencontrée dans la lymphe, dans la sueur, dans les crachats, dans le *cerumen* des oreilles, dans le mésentère, dans les glandes lymphatiques et dans les matières fécales (1). Les Mémoires de l'Académie des Sciences, année 1747, racontent qu'un homme fut guéri entièrement de la goutte, après avoir rendu pendant huit à neuf mois environ soixante livres pesant de sédiment argileux par les urines.

La goutte chronique produit encore la déformation des articulations, par suite de la rigidité qu'acquièrent les muscles et du gonflement des tissus fibreux, ligaments et

---

(1) Voyez Haller, Morgagni, Soemmering, Bartholin, etc.

capsules articulaires. Enfin, elle peut altérer profondément les extrémités osseuses et donner lieu à des ankyloses et à des tumeurs blanches.

Nous avons dit plus haut que la goutte chronique avait une grande tendance à se porter sur les organes intérieurs; elle y produit alors des symptômes qu'on reconnait dans les inflammations de ces mêmes organes. Lorsque ce transport de la goutte sur les viscères remplace immédiatement celle qui était fixée sur les articulations, le diagnostic n'offre aucune difficulté. Mais, quelquefois, les choses ne se passent pas ainsi, et de prime-abord, sans accès préalable, une douleur légère ou violente, suivant les cas, envahit les organes internes. Il devient alors fort difficile d'établir un diagnostic, et on ne peut le faire qu'en s'éclairant, à l'aide de tous les antécédents du malade, de ses habitudes, de son genre de vie, de ses maladies antérieures, etc.

C'est à cette affection indéterminée que les auteurs ont donné le nom de *goutte anomale, goutte vague, goutte larvée*. Si l'on en excepte quelques cas, qu'avec un peu d'attention on parvient à diagnostiquer, il nous semble qu'on a confondu sous ce nom des maladies qui n'ont que des rapports fort contestables avec l'affection arthritique.

Nous avons voulu seulement esquisser ici les principaux caractères de la goutte, et dire ce qu'il est absolument nécessaire de connaître pour se faire une idée juste de sa nature. Les personnes qui voudraient de plus grands détails, pourront consulter les monographies nombreuses qui ont été publiées sur cette maladie. Nous donnerons la liste des principales à la fin de cet opuscule.

CHAPITRE IV.

QU'EST-CE QUE LA GOUTTE? QUELLE EST SA NATURE?

Nous avons énuméré plus haut les causes qui produisent la goutte. Tout le monde est d'accord sur la puissance de leur action dans le développement de cette maladie. Si donc nous voulons trouver une réponse exacte aux questions posées en tête de ce chapitre, il nous suffira de rechercher la manière dont elles agissent sur l'organisation, et de suivre pas à pas la marche par laquelle elles arrivent à faire naitre l'affection arthritique.

Quant à l'hérédité qui ne produit pas directement la goutte, mais qui place seulement l'organisation dans des conditions essentiellement favorables pour en être atteinte, il nous est impossible de dire, dans l'état actuel de la science, en quoi consiste la disposition particulière où elle met nos organes. Et nous sommes d'avis qu'il vaut mieux, à cet égard, avouer naïvement notre ignorance, que de chercher des explications telles quelles, qui, dans tous les cas, ne reposeraient sur aucune base solide. Nous avons constaté les effets de cette disposition héréditaire : aller plus loin, ce serait nous engager dans un labyrinthe de vues et d'opinions particulières sans but et sans portée.

§ Ier. Nous avons dit que la bonne chère est une cause directe de la goutte. Nous avons ajouté qu'elle consiste dans une ingestion relativement trop abondante d'aliments nutritifs, ou dans leur assaisonnement en général excitant. Il est clair que cette cause se trouve avoir immédiatement une action importante sur les voies digestives. Le système d'organes auquel nous donnons ce nom est, comme on le sait, constitué par l'estomac, les intestins, les glandes mésentériques, les canaux lymphatiques, le foie et le pancréas.

Du moment où quelques substances alimentaires ont été ingérées, la vitalité de ces organes se trouve normalement augmentée, excitée pour l'accomplissement de la digestion. Mais il n'y a qu'une certaine mesure d'excitation qui soit compatible avec l'exercice régulier de cette fonction ; de sorte que si cette mesure vient à être élevée au-delà du rhythme normal particulier à chaque individu, cette augmentation momentanée de vitalité amènera ensuite une réaction, c'est-à-dire un affaiblissement proportionné à l'excitation qui aura été produite. C'est là un fait physiologique d'une observation journalière : après l'action vient la réaction, c'est-à-dire le retour en sens contraire de ce qui a eu lieu.

Or, c'est précisément ce qui arrive quand l'alimentation est chargée de sucs nutritifs un peu au delà des besoins de l'économie. Ce n'est pas qu'alors la stimulation soit très-forte ; car, dans ce cas, l'organisme ne la supporterait pas, et révèlerait aussitôt sa souffrance : mais une légère excitation anormale produira une faible réaction ; si elle se répète chaque jour, chaque jour aussi une légère fatigue du système en résultera. Puis, cette action et cette réaction journalière plus ou moins longtemps répétées, finiront par donner naissance à une débilitation générale des forces digestives, qui alors n'accompliront plus qu'incomplètement la fonction dont elles sont chargées.

Il n'y a point dans la nature de puissance comparable à celle des petites causes incessamment agissantes, et c'est ce qui explique la gravité et la multiplicité des désordres que pourra amener à la longue cette série de stimulations et de fatigues successives. Un rouage de machine qui subit un léger frottement dans sa rotation périodique, finit par en éprouver un dommage assez considérable pour ne plus pouvoir continuer de bien faire son service.

Toutefois, ces phénomènes qui amènent la débilitation du systeme digestif ne survenant point brusquement, mais, au contraire, par une marche lente, faible et incessante, souvent le malade n'en a pas la conscience ; et si parfois il ressent quelques malaises dans ces organes, il ne s'en inquiète pas et n'y prête que le moins d'attention qu'il peut. En attendant, la fonction s'opère d'une manière imparfaite, et principalement cette partie de la digestion qu'on appelle chylification, qui a pour but la formation et l'absorption du chyle, ainsi que sa séparation d'avec les matières excrémentitielles. Le chyle ou suc nutritif qui en résulte a une composition vicieuse; il renferme des principes qui le rendent lui-même plus excitant, plus épais, et qui finissent en conséquence par débiliter de la même manière les vaisseaux qui le transportent : il suit de là une espèce d'engorgement et de pléthore de ces mêmes vaisseaux. Ses qualités physiques et chimiques étant changées, il survient par suite de son mélange avec le sang une altération dans la composition normale de ce fluide important. Tous ces phénomènes morbides s'enchaînent et découlent l'un de l'autre; et de plus, nous le répétons, ils se produisent lentement, petit à petit, et sans se révéler d'une manière bien sensible au malade.

Mais enfin ces petits désordres successifs et longtemps répétés dans l'ensemble des opérations digestives, finissent par amener un désordre bien plus considérable. C'est la goutte d'eau qui, tombant constamment sur le roc, y produit à la fin une excavation profonde. L'organisme alors sort tout-à-coup de cette sorte de calme, mirage trompeur, à la vue duquel on aurait pu croire qu'il était insensible à l'action de la cause, en apparence si faible, qui entravait sans cesse l'accomplissement régulier de ses fonctions ; il fait un effort pour se débarrasser des matières morbides introduites dans l'économie et de la gêne résultant de leur présence. Une crise douloureuse se manifeste, et l'accès de goutte est déclaré.

Cet effort de l'organisation est une chose salutaire et bienfaisante, sans aucun doute, puisque son but est de ramener l'intégrité des opérations vitales, par l'expulsion, au dehors, des substances qui y mettent obstacle. Ce qui le prouve, c'est qu'une fois l'accès de goutte passé, le malade rentre dans un état de santé excellent. Il se croit parfaitement guéri ; et, se persuadant avec une incroyable facilité qu'il n'a plus rien à redouter, il continue, plein de béatitude et de confiance, à se livrer à l'action des causes qui ont produit ses souffrances. Pour lui, la maladie, c'était l'accès, en conséquence tout a dû passer avec cet accès.

Mais cette croyance lui prépare de cruelles déceptions : la même cause continuant d'agir, les mêmes effets se répéteront aussi, et le désordre augmentera. De nouvelles crises auront lieu : plus il y en aura, plus elles se rapprocheront, et plus elles seront longues et pénibles, jusqu'à ce qu'enfin son organisme épuisé, débilité, ne puisse plus rien que se consumer en efforts impuissants, et alors arrivera la goutte fixe avec son cortége d'infirmités et de souffrances.

L'attaque de goutte est une crise salutaire dont on doit respecter la marche, nous venons de le démontrer. En voici une nouvelle preuve : quand cet accès est arrêté, soit par un accident imprévu, soit par une médication inopportune, souvent alors la goutte se répercute sur un organe intérieur. L'effort de la nature est ainsi détourné de son but, et c'est ce qui explique le danger de cette métastase, qu'on appelle *goutte remontée*. Si cet accident n'a pas lieu, les matières morbides n'ayant pas pu être expulsées entièrement cette fois, à coup sûr l'attaque suivante reviendra plus vite qu'elle n'aurait fait, et elle sera plus longue.

Cette accélération des accès est une chose fâcheuse, car leur multiplicité use l'énergie de l'organisation qui ne produit bientôt plus que des réactions imparfaites, lorsqu'au contraire il faudrait qu'elles redoublassent de vigueur. Ce sont ces réactions imparfaites qui, ne pouvant expulser hors du corps les matières morbides, les déposent, soit sur les articulations, soit sur d'autres parties, et dans ces circonstances elles constituent ce que l'on a appelé la *goutte fixe*.

§ 2. Après avoir recherché de quelle manière agit la bonne chère habituelle dans la production de la goutte, après avoir tâché d'éclairer la marche qu'elle suit dans le développement de cette maladie, voyons maintenant si le défaut de locomotion, de musculation, et si les grandes préoccupations agissent par un mécanisme différent pour faire naître la même affection.

Il n'est pas nécessaire d'avoir de grandes connaissances en physiologie, pour savoir que chez l'homme qui mène habituellement une vie sédentaire, toutes les fonctions languissent. Le système musculaire a peu d'énergie, le sang circule moins vite, et par conséquent fournit moins de matériaux aux organes sécréteurs. La transpiration devient presque nulle ; et, par suite, les pertes de l'économie sont considérablement diminuées, puisque la transpiration et les sécrétions en sont les principales sources. Il suit de là que le besoin de prendre des aliments se fait peu sentir, et que l'appétit est anéanti.

Le ralentissement de la circulation a encore d'autres inconvénients; il favorise les engorgements des viscères abdominaux, la stagnation des humeurs dans les vaisseaux de ces mêmes viscères. Le foie, la rate, le pancréas ne sécrètent qu'avec peine les fluides qui sont nécessaires pour conserver l'intégrité des digestions. En revanche, chez ces malades, l'irritabilité nerveuse se développe beaucoup plus que chez les autres; aussi, ont-ils généralement la conscience de la difficulté et de l'imperfection avec lesquelles s'opèrent chez eux différentes fonctions, et en particulier celle de la digestion.

Parmi les hommes de cette catégorie, il y en a beaucoup chez qui les préoccupations intellectuelles absorbent toutes les forces vitales; aussi sont-ils incapables de bien digérer. *Un mauvais estomac*, a dit Amatus Lusitanus, *suit l'homme d'étude comme l'ombre suit le corps.* « C'est sans doute, ajoute M. Louyer Villermay, cette singulière influence des contentions d'esprit sur les fonctions de l'estomac et des intestins, qui a fait dire que *l'homme qui pensait le plus était celui qui digérait le plus mal.* »

Il y en a d'autres chez qui la vie sédentaire succède à une vie active et laborieuse. Tels sont par exemple les commerçants retirés et les militaires qui, après les fatigues de la guerre, se livrent aux loisirs de la garnison ou de la retraite. Alors un changement considérable a lieu dans leur économie. Celle-ci, accoutumée à des pertes ordinairement copieuses et à une réparation également abondante, tombe bientôt dans l'atonie. Les organes de la digestion et des sécrétions, habitués à une stimulation puissante, ne trouvent plus le moyen d'utiliser cette vitalité, cette excitation, qu'ils pouvaient autrefois dépenser avec fruit ; parce que la circulation est devenue moins active, et que des pertes moins abondantes n'ont plus nécessité une réparation aussi forte. Que doit-il arriver de là, sinon une réaction bien plus subite et un affaiblissement bien plus prompt ?

Le défaut de locomotion a encore un autre inconvénient, et influe d'une autre manière sur la production des accès de goutte. En effet, les organes ne conservent leur bon état et l'intégrité de leur jeu, qu'à la condition d'être exercés avec modération. Or, l'homme sédentaire n'exerçant pas ses articulations, ces parties finissent par perdre chez lui leur souplesse et leur vigueur, et sont ainsi disposées à éprouver bien plus facilement le retentissement des affections développées dans l'économie.

§ 3. Dans tout ce que nous venons de dire pour analyser le mécanisme par lequel se développe la goutte, il y a un phénomène prédominant, et qui découle naturellement de l'action prolongée de causes que l'on considère généralement comme amenant cette maladie : c'est l'imperfection avec laquelle s'accomplissent les principales opérations qui constituent la fonction digestive. Tous les autres nous paraissent dériver plus ou moins directement de celui-là, et en être pour ainsi dire des corollaires. Cette lésion fonctionnelle donne lieu, avons-nous dit, à une altération du produit de la digestion, qui est le chyle. Mais en quoi consiste cette altération du chyle imparfaitement élaboré ?

Il serait assez difficile de le dire d'une manière nette et précise. Cependant un certain nombre de faits bien observés semblent démontrer que cette humeur, qui, dans l'état normal, doit être alcaline, se trouve alors sous l'influence de principes qui sont acides, ou au moins qui ne tardent pas à le devenir. En effet, tous les produits morbides auxquels donne naissance la maladie goutteuse, et qui ont pu être analysés, ont dénoté la présence de l'acide urique. Ces principes sont portés dans le sang, et lui communiquent une certaine plasticité qu'on remarque chez beaucoup de malades et particulièrement chez les goutteux. Nous en trouvons la preuve dans les évacuations critiques qui surviennent à la fin des accès ; car tous les produits de ces excrétions renferment de l'acide urique. C'est cet acide combiné avec la soude et quelquefois avec la chaux qui forme les dépôts tophacés et le sédiment des urines. On le retrouve dans les sueurs critiques, et même parfois dans la salive et dans les matières des excréments.

Nous dirons en passant, et sortant un peu de notre sujet principal, que nous sommes d'autant plus porté à admettre cet excès d'acide comme cause de la plasticité du sang, que, chez beaucoup de femmes pâles, chétives, débiles et bien loin d'avoir les apparences d'une pléthore sanguine, nous avons cependant remarqué cet état particulier du sang propre à faire croire qu'alors il est riche, comme on le dit vulgairement. Mais si vous interrogez ces mêmes femmes, elles vous disent toutes qu'elles ne transpirent jamais. Or, l'humeur de la transpiration est acide, comme on sait; nous sommes donc convaincu que c'est à ce défaut de transpiration qu'on doit attribuer alors la plasticité du sang.

Plusieurs expériences, jointes à un grand nombre d'observations, viennent confirmer les explications que nous avons données. Nous avons dit plus haut que la diminution de transpiration insensible provoque fréquemment les accès de goutte; mais une des causes qui contribuent le plus à diminuer cette excrétion est le défaut de bonne digestion. Lavoisier et Séguin, qui ont répété et rectifié les expériences de Sanctorius, ne laissent aucun doute à cet égard ; et, parmi les résultats publiés par le second de ces chimistes, je lis textuellement : « 3me *résultat.* Le défaut de bonne digestion est une des causes les plus directes de la diminution de transpiration. » (*Ann. de Chim.*, xc, 14). Le même savant prouve que, pendant une bonne digestion, la transpiration insensible est à son maximum (*Loc. cit.*, 6me *résultat*). De telle sorte que la fonction de la peau est sous l'influence directe de celle des voies digestives. Jusqu'ici on n'a point assez tenu compte de ces résultats remarquables.

Il paraitrait même qu'avant les accès de goutte il y a constamment une notable diminution de la transpiration ; car l'anglais Barry s'est assuré, par des expériences directes, que le corps du goutteux est sensiblement plus pesant avant et pendant les premiers temps d'un accès de goutte qu'à toute autre époque; or, ce surcroît de pesanteur ne peut avoir d'autre source que celle indiquée ici par nous.

D'une autre part, Bertholet a trouvé que quelques jours avant la crise goutteuse, les urines n'étaient plus acides, et qu'elles le redevenaient à la fin de ce même accès; Trampel, Hufeland et Ydeler ont fait la même observation.

On voit que toutes ces recherches, toutes ces expériences fortifient singulièrement les explications que nous venons de donner, en analysant le mode de formation de la maladie goutteuse. Elles démontrent d'une manière directe la justesse de nos aperçus, en même temps qu'elles servent de preuves à notre manière de voir, qui d'ailleurs découle naturellement de l'étude des causes et de leur action sur l'économie.

L'opinion émise ici par nous et qui consiste à regarder comme point de départ primitif de la goutte, un trouble particulier des fonctions digestives, nous paraît donc logiquement déduite des faits. Elle n'est point par conséquent une simple vue de l'esprit, ni une théorie inventée par l'imagination. Aussi n'est-elle point entièrement nouvelle, et des auteurs extrêmement recommandables l'ont professée : ce qui pourrait nous être attribué plus particulièrement, ce serait d'avoir distingué et précisé les désordres qui sont la suite de cette lésion fonctionnelle, ainsi que d'avoir démontré nettement par quelle marche les causes arrivent à jeter le trouble dans le système digestif, et, par suite, dans toute l'économie ; en un mot d'avoir fait connaître l'enchaînement qui lie les effets aux causes.

Sydenham avait déjà dit qu'il y a *défaut de coction* des humeurs, occasionné par la *faiblesse des solides*, qui les travaillent et les élaborent, et qu'un état de *pléthore* s'en est suivi ; c'est là indiquer positivement le trouble digestif. Scudamore dit que *l'estomac est vraiment le milieu dans lequel la goutte est créée.* Nous pourrions nommer d'autres médecins qui ont eu la même idée ; mais il a fallu des faits plus récents et de nouvelles recherches pour nous permettre de reconnaître la connexion intime qui existe entre cet état des voies digestives et les autres désordres observés dans le cours de l'affection goutteuse.

Nous aurions pu, sans doute, nous aurions dû, peut-être, donner plus d'étendue aux considérations émises dans ce chapitre. Malgré les efforts que nous avons faits pour bien mettre en relief les principaux phénomènes qui amènent la goutte et en provoquent les accès, il se peut faire pourtant que nous ne serons pas compris par tous nos lecteurs : une foule de détails que nous avons négligés auraient pu faire mieux ressortir encore et démontrer des faits seulement indiqués ici ;

mais nous croyons en avoir dit assez, cependant, pour que chacun, avant d'aller plus loin, puisse déjà voir de quelle manière un traitement doit être dirigé pour être rationnel ; et ce chapitre, ainsi que le reste de cet opuscule, n'ont pas d'autre but que d'éclairer la question si essentielle du traitement de la maladie arthritique.

Résumons-nous, et posons les conclusions qui nous semblent découler naturellement des faits et considérations précédentes : elles serviront de réponse aux questions posées en tête de ce chapitre, et présenterout succinctement, aux yeux des lecteurs, les idées principales qui en font la substance :

1° La goutte consiste primitivement dans une lésion, une altération particulières des principales opérations qui constituent la fonction digestive.

2° Cette altération parait provenir d'une débilitation lente et graduelle des organes chargés de l'accomplissement de la chylification (*intestins grêles, pancréas, foie, vaisseaux lymphatiques, glandes mésentériques*).

3° Le chyle qui en résulte est mal élaboré, il engorge les vaisseaux, y produit une véritable pléthore, et porte dans le sang des matériaux qui ne devraient pas entrer dans sa composition (*vice du sang*).

4° Ces matériaux contiennent un principe azoté, qui est acide ou qui le devient par les changements vitaux qu'ils subissent (*acidité et par suite plasticité du sang*).

5° La lésion des fonctions digestives provoque directement une diminution dans la transpiration insensible et dans le produit des sécrétions (*expériences de Séguin et de Barry*).

6° De cette diminution résulte une nouvelle source d'acidification du sang, l'humeur perspiratoire étant acide.

7° Toutes les fois que la présence de ces

principes nuisibles, qui s'accumulent sans cesse, n'est plus compatible avec l'accomplissement des fonctions, l'organisme fait un effort pour s'en débarrasser, et l'attaque de goutte arrive. De là l'expulsion au dehors de l'économie de l'acide urique et des urates qu'on trouve alors dans les urines, dans les sueurs, dans les matières de la transsudation articulaire (*invasion et périodicité des attaques de goutte*).

8° La fréquence des accès critiques use l'énergie de l'économie, qui bientôt n'a plus assez de force pour réagir suffisamment et rejeter au-dehors les matières morbides qui se produisent incessamment, alors ces matières s'accumulent et se déposent sous forme de tophus (*goutte fixe*).

CHAPITRE V.

DU TRAITEMENT DE LA GOUTTE.

Avant d'exposer la méthode que nous employons contre l'affection arthritique, méthode rationnellement déduite des faits et considérations précédentes, comme on le verra plus loin, et qui nous a procuré des guérisons aussi remarquables qu'inespérées, nous devons d'abord passer en revue les principaux moyens dirigés aujourd'hui contre la goutte, et dire hautement ce que l'observation impartiale des faits doit faire penser de chacun de ces différents moyens :

1° *Traitement du docteur Turck*. Préoccupé

particulièrement d'un fait dont l'exactitude parait bien démontrée, savoir : que chez les goutteux il y a généralement diminution de la transpiration insensible, et voyant dans cette inactivité de la fonction cutanée la seule source des produits acides dont la présence dans le corps provoque les accès de goutte, le docteur Turck a imaginé un traitement dont le but est tout à la fois de ranimer la transpiration et de remédier à l'acidité des fluides. Ce traitement consiste dans l'emploi méthodique de lotions alcalines, qui, en excitant les fonctions de la peau, provoquent la sortie par cette voie des principes acides que renferme l'organisme; il consiste en outre à empêcher ou du moins à diminuer le plus possible l'activité des excrétions alcalines.

Sans doute, si on la considère dans son ensemble et dans la manière dont elle est déduite d'une doctrine générale, dont le docteur Turck est l'auteur, cette méthode présente au premier abord quelque chose de logique et d'ingénieux qui satisfait l'esprit. Aussi nous ne doutons point que dans un certain nombre de cas elle produise des effets salutaires, en ce sens qu'elle peut éloigner les accès et les rendre moins longs et moins douloureux; les observations publiées par son auteur en font foi. Mais cependant nous ne croyons pas que ce traitement doive être d'un emploi aussi exclusivement général que le pense M. Turck.

D'abord, la diminution de transpiration insensible a très-souvent pour cause immédiate un vice interne, un dérangement dans les fonctions que sont chargés d'opérer les organes digestifs, comme l'ont démontré péremptoirement les expériences de Séguin, rapportées plus haut. Tout homme qui digère mal, transpire mal; par conséquent les moyens externes ne peuvent pas suffire pour rétablir l'intégrité de cette transpiration, dont la diminution a toujours, selon nous, dans la goutte, pour point de départ, ce vice intérieur sur lequel ils ne peuvent pas avoir d'action directe. C'est là, nous n'en doutons pas, le véritable motif pour lequel cette méthode n'est que palliative, comme le reconnaît d'ailleurs son auteur.

En outre, le traitement par les lotions alcalines est d'un emploi difficile, incommode et ennuyeux pour les malades, indépendamment de la persistance avec laquelle il faut le poursuivre ; et c'est là une objection très-grave pour son emploi pratique, lors même qu'aux yeux de la science pure elle serait sans valeur, car beaucoup de malades aiment autant garder leur mal que d'être sans cesse et longtemps tenus en haleine pour y porter remède.

Cette critique ne nous empêche pas de reconnaître la bonne foi et le talent dont a fait preuve le docteur Turck dans l'exposition de sa doctrine sur une maladie dont il est lui-même victime.

2° *Traitement par les eaux de Vichy*. Les eaux minérales de Vichy sont alcalines, comme chacun sait. C'est dire déjà qu'elles sont dirigées contre cette production anormale d'acide qu'on remarque chez les goutteux. Les objections que nous venons d'émettre au sujet des lotions alcalines du docteur Turck, portent à plus forte raison sur l'emploi des eaux de Vichy, qui, dans tous les cas, ne remédieraient qu'à un effet, à un symptôme de la maladie, sans avoir aucune action sur l'altération fonctionnelle qui en est la source. Mais nous devons ajouter que ces dernières, outre qu'elles sont en général moins efficaces que les lotions, sont loin d'avoir aussi la même innocuité. En effet, depuis quelques années on a publié des faits qui prouvent que leur usage a été suivi d'accidents graves. Aussi pensons-nous qu'on doit être fort réservé dans leur emploi. D'ailleurs il est facile de voir que les bons effets produits par ces eaux dans l'affection goutteuse, sont très-limités; et nous croyons, avec un bon nombre de médecins, que, dans ces derniers temps, on a singulièrement exagéré leur efficacité dans cette maladie.

3° *Traitement par le colchique. Pilules de Lartigue. Sirop de Boubée.* Les deux méthodes de traitement que nous venons d'examiner ont au moins l'avantage d'être rationnellement dirigées contre quelques effets très-remarquables de la maladie arthritique. Mais les hommes qui ont mis en crédit l'administration du colchique, n'ont été guidés que par le plus pur empirisme. Il leur a suffi de voir que souvent ils arrêtaient par ce moyen les vives douleurs du paroxisme goutteux, pour en vulgariser l'emploi, et ils ne se sont pas inquiétés davantage des résultats ultérieurs de cette médication.

Nous n'hésitons pas à déclarer, qu'à notre sens, les préparations dont le colchique fait la base sont les plus déplorables moyens que l'on puisse employer contre la goutte. Et cependant nous savons que lorsqu'elles sont administrées pendant l'accès, il arrive que beaucoup de malades en éprouvent un prompt soulagement. Plus d'une fois, en effet, quelques pilules de Lartigue ont arrêté une crise et terminé pour le moment les souffrances du patient. Celui-ci ne sait pas d'abord à quel prix il obtient cette guérison apparente et éphémère; il ne sait pas que plus tard il lui faudra payer bien cher cette amélioration subite, dont il s'applaudit.

Outre que les préparations de colchique irritent l'estomac et produisent quelquefois de graves accidents cérébraux, qui ne sait que des malades ont trouvé la mort dans l'usage trop fréquent qu'ils ont fait de ces médicaments? S'ils diminuent assez souvent avec rapidité les douleurs arthritiques, ils ont l'inconvénient énorme de prolonger et de rendre impuissants les efforts que fait l'organisation pour se débarrasser des matières morbides. Par là les crises reviennent plus souvent, et la goutte passe bientôt à l'état chronique. Qui peut ignorer que les goutteux traités habituellement par ce moyen, sont en général estropiés bien plus vite que les autres? Nous ne pouvons trop engager les malades à s'abstenir de ces préparations dangereuses qui leur vendent si cher une diminution momentanée de souffrances : et ce conseil est chez nous l'expression d'une profonde conviction acquise par l'expérience et par l'observation impartiale et attentive des faits.

Nous répéterons encore ici ce que nous avons dit ailleurs. Les attaques de goutte aiguë sont des crises salutaires dont on n'arrête jamais le cours sans de graves inconvénients. Sans doute le goutteux qui souffre s'inquiète peu de l'avenir et veut à tout prix être débarrassé de son mal. La douleur actuelle est tout pour lui. Mais le médecin qui réfléchit et qui raisonne doit juger les choses plus sainement que le malade, et son devoir est de ne pas obéir aveuglément à une impatience qui, bien que très-naturelle, sans doute, offre des dangers sérieux et quelquefois prochains.

D'après ce que nous avons dit précédemment, il est évident que toutes les applications topiques sur les parties malades, ne sont et ne peuvent être que des moyens palliatifs. Il y en a sans doute qui sont utiles et que l'on doit employer : ce sont celles qui ont pour but de faciliter la transsudation locale qui termine ordinairement les attaques, tout en calmant les douleurs violentes que ressent le malade. Mais tous les topiques émollients ou narcotiques qui ne produisent que ce dernier effet, doivent être rejetés comme nuisibles et dangereux; car, parmi eux, il y en a qui, loin d'aider la transpiration locale, empêchent son action bienfaisante et exposent ainsi les malades à une répercussion funeste et aux mauvais effets d'une attaque avortée.

Nous avons souvent insisté ici sur la nécessité de ne pas arrêter brusquement les attaques de goutte : c'est qu'en effet, tous les malades et beaucoup de médecins n'ont pas d'autre projet et d'autre but que d'obtenir une rémission prompte et aussi complète que possible de ces crises douloureuses. Ils ne songent pas que, dans un avenir prochain, il faudra solder avec usure ce répit qu'ils obtiennent de la maladie.

Qu'un goutteux se trouve pris d'un accès, qu'il envoie chercher un médecin, et que celui-ci, par des emplâtres, cataplasmes ou autres topiques arrête ses douleurs; ou bien que, par l'administration du colchique, du sulfate de quinine ou autres médicaments, il mette fin aux souffrances du paroxisme, ce malade se croira guéri ; il se remettra à vivre dans la béatitude jusqu'à ce qu'une autre attaque vienne le saisir, contre laquelle il recourra aux mêmes moyens, tournant ainsi constamment dans le même cercle vicieux. Et cependant que sera cette prétendue guérison? Une simple rémittence qui deviendra de plus en plus courte à mesure que les accès récidiveront, jusqu'au moment où le mal enraciné viendra enfin s'établir d'une manière fixe sur les articulations, qu'il déformera, et dont il gènera ou empêchera les mouvements. Et qu'aura donc gagné le goutteux avec une semblable médication? si non un état de maladie grave et souvent devenu incurable par suite de la désorganisation des extrémités osseuses et des tissus articulaires. Nous ne parlons pas des cas malheureusement trop fréquents où cette pratique aura empiré immédiatement ou répercuté son mal, ni de ceux où elle aura changé une affection sans gravité réelle en une infirmité déplorable contre laquelle il n'y aura plus de remède.

Cette histoire n'est-elle pas celle de la plus grande partie des goutteux? Et n'est-il pas évident que c'est à l'emploi exclusif de cette médication irrationnelle qu'on doit le préjugé si général, qui consiste à croire que la goutte est incurable? On prend un effet de la maladie pour cette maladie elle-même; et lorsqu'on a fait disparaître cet effet, le malade et le médecin sont contents d'eux-mêmes et monteraient volontiers au Capitole pour rendre grâces aux dieux! On agit dans ce cas absolument comme si, dans la variole, on cherchait à arrêter le développement des pustules au lieu de les laisser parcourir leurs diverses phases! comme si, dans la syphilis constitutionnelle, on se contentait de faire disparaître le chancre ou l'exostose qui ont décélé la maladie! comme si un loup qu'on ne savait pas dans une bergerie, venant à montrer le bout de son oreille, on se contentait de lui couper cette oreille, sans songer à l'expulser lui-même de l'étable!

Nous ne pouvons trop le répéter, c'est là une erreur, une erreur capitale; et il ne faut plus s'étonner après cela si l'on entend les malades accuser l'art d'impuissance. La science pourtant n'est pas impuissante; car c'est elle qui nous dit que ce n'est pas seulement contre un symptôme, contre un phénomène produit par la maladie que nous devons diriger un traitement, mais bien contre cette maladie elle-même, qu'il faut aller attaquer dans son foyer. Or, l'affection goutteuse ne gît pas plus dans l'articulation douloureuse, que la syphilis constitutionnelle ne gît dans la partie ulcérée et dans l'exostose.

Prenez maintenant le contrepied de cette pratique : si le goutteux en proie aux souffrances de l'accès vous demande du secours, considérez cet accès comme un effort bienfaisant que fait l'économie pour se débarrasser des matières qui gênent le cours régulier de ses fonctions. En conséquence, contentez-vous de seconder cet effort, de le régulariser, d'aider la nature dans son travail, tout en calmant les douleurs qu'il fait naître, autant que cela peut se faire sans inconvénient. Soignez le moral du patient, et détournez autant que possible l'irritation nerveuse produite par ce paroxisme douloureux; favorisez surtout, par une médication appropriée, les excrétions, qui sont le but de la crise, et qui la terminent toujours, lorsqu'on ne la contrarie pas ; puis une fois l'acuité de l'accès passée, attaquez le mal dans son foyer, qui est l'ensemble des organes digestifs; rendez à ces organes, mais lentement, graduellement et méthodiquement, la force et l'énergie qu'ils ont perdues par une altération lente et graduelle, et dont ils ont impérieusement besoin pour l'entier accomplissement de la fonction si importante qu'ils sont chargés de remplir ; activez graduellement et méthodiquement aussi toutes les sécrétions. Alors vous aurez fait une médecine rationnelle; car vous aurez attaqué le mal là seulement où vous pouviez le vaincre, puisque là seulement il existait véritablement; alors vous verrez disparaître tous ces phénomènes consécutifs qui, loin de constituer à eux seuls la maladie, ne sont que des effets plus ou moins immédiats de l'altération à laquelle vous aurez remédié. Alors enfin vous aurez rendu votre malade à la santé; car pour ne plus avoir d'accès de goutte, il lui suffira d'éviter les causes qui avaient développé chez lui cette affection.

CHAPITRE VI.

TRAITEMENT RATIONNEL ET CURATIF DE LA GOUTTE.

Nous avons dit et nous le répétons ici, que la goutte est une maladie curable à quelque degré qu'elle soit arrivée, pourvu qu'elle n'ait porté la désorganisation dans aucune partie. Il nous reste à indiquer le mode de traitement qui convient à cette affection, et à citer les faits qui prouvent sa curabilité, ainsi que la justesse des considérations qui ont amené l'emploi de notre méthode.

Si l'on a bien compris tout ce qui a été dit jusqu'à ce moment, et si l'on a bien suivi l'enchaînement des faits et les explications motivées que nous en avons données, il ne sera pas difficile de saisir les indications précises que doit remplir un traitement, pour arriver à la guérison de la goutte. Le foyer, avons-nous dit, où se développe cette maladie, est le système d'organes à l'aide duquel s'accomplit la fonction qui a pour but de produire le chyle. C'est dans un vice, dans une lésion particulière de cette partie de la digestion, que réside la source des phénomènes arthritiques. Ce vice, cette lésion ont pour résultat la production de principes anormaux qui se forment dans le chyle, et qui par suite sont portés dans le sang avec cette liqueur. Il y a donc dans ces notions deux indications précises à saisir pour arriver à un traitement rationnel. La première, c'est de remédier à la lésion fonctionnelle en relevant par des moyens appropriés les forces du système digestif débilité; la seconde, c'est de s'opposer à la formation des substances anormales qui altèrent le chyle, et par suite le sang. Il ne suffit pas de neutraliser chimiquement ces substances, ce ne serait là qu'un moyen palliatif ; mais il faut, en outre, s'opposer à la cause qui les produit. Il y a une troisième indication à remplir ; elle consiste à rendre aux sécrétions et aux excrétions leur énergie et leur activité normales, puisqu'elles ont pour but de débarrasser l'économie de principes qui gêneraient son cours régulier.

Mais ce n'est pas tout. Pour remplir avec fruit ces diverses indications et pour en obtenir des résultats satisfaisants, il faut encore agir d'une manière spéciale et avec une certaine mesure. Il est un principe de l'application duquel on ne doit jamais se départir dans la pratique de la médecine. Ce principe consiste à imiter, autant que possible, les procédés employés par la nature. Or, nous avons vu que la goutte n'est point une maladie qui se développe brusquement et tout à coup, bien que les attaques qui la décèlent soient subites et inattendues. C'est, au contraire, par une marche lente et graduelle qu'elle produit ses ravages. Elle existe déjà depuis quelque temps d'une manière latente, lorsque ses symptômes viennent soudainement faire leur explosion. Et d'ailleurs, ne savons-nous pas que les causes qui la développent ont dû elles-mêmes agir pendant un laps de temps plus ou moins long pour amener les désordres fonctionnels d'où le mal découle? Il faut donc que le traitement qu'on dirige contre cette affection agisse à son tour d'une manière lente, graduelle, méthodique et surtout incessante. Telle est la règle qu'on doit toujours suivre.

Ainsi, pour résumer en peu de mots ce que nous venons de dire : 1° Rendre aux fonctions digestives, aux sécrétions et aux excrétions leur énergie et leur activité ; 2° s'opposer à la formation des matières hétérogènes qui altèrent les sucs nutritifs, et cela, lentement, graduellement et méthodiquement : telles sont les indications que doit remplir une médication rationnelle, et tels sont les principes sur lesquels doit être basé un traitement vraiment curatif de l'affection goutteuse. Le médecin reste ensuite juge des circonstances particulières qui peuvent rendre parfois nécessaires des modifications à l'application des règles générales que nous venons de poser ; circonstances exceptionnelles qui tiennent à la disposition spéciale des organes du malade, ou aux formes quelquefois bizarres que revet la maladie, et aussi aux complications qui peuvent survenir.

C'est en nous appuyant sur ces principes que nous sommes arrivé, après de longs tâtonnements, à une méthode générale de traitement qui a été couronnée des succès les plus heureux. C'est en analysant, ainsi que nous l'avons fait dans cet opuscule, les principaux phénomènes produits par l'affection arthritique, que nous avons pu féconder nos recherches en composant un médicament qui remplit les conditions énoncées ci-dessus, et dont l'administration méthodique a donné des résultats inespérés dans des cas regardés comme tout-à-fait incurables.

Outre tout ce que nous venons de dire, il y a encore une chose extrêmement importante à observer pour obtenir de bons effets de la médication curative que nous conseillons, c'est l'opportunité de son emploi. Ainsi on doit entièrement la proscrire pendant la période aiguë des attaques de goutte, et l'état fébrile est une contr'indication positive à ce qu'elle soit mise en pratique. Mais alors comment donc faut-il se comporter pendant ces paroxismes douloureux?

On a vu plus haut que nous regardons les attaques aiguës de goutte comme des crises salutaires qu'il est dangereux d'arrêter. Aussi le traitement que nous employons pendant ces accès est très-simple. Il est impossible de poser à cet égard une règle générale, et nous nous contenterons de dire que pendant cette phase de la maladie, nous restons fidèle à nos principes, et que nous cherchons à imiter la nature dans ce cas comme dans tous les autres, et à venir en aide à ses efforts. Or, l'attaque de goutte n'étant, selon nos idées, qu'une réaction laborieuse de l'organisme ayant pour but de se débarrasser des matières qui le gênent, la seule indication à remplir doit être de faciliter ce travail, de favoriser cette tentative de l'économie, et en atteignant ce point essentiel, de calmer autant que possible les violentes douleurs qu'éprouve le patient. En quelques mots, on peut dire que pendant une attaque aiguë de goutte, il *faut éviter avec le plus grand soin tout ce qui peut arrêter la crise, et faire au contraire tout ce qui tend à la faciliter en la rendant moins douloureuse.* C'est là le principe sur lequel le médecin prudent doit baser sa conduite. Ainsi, favorisez la sécrétion urinaire, la transpiration générale et surtout la transsudation locale, voilà la règle.

L'état fébrile, avons-nous dit, est une contr'indication absolue de l'emploi de notre traitement curatif; il faut donc s'en abstenir avec soin toutes les fois qu'il y a de la fièvre et une forte réaction générale; dans tout autre moment on peut à la rigueur le suivre. Néanmoins, il existe, dans les différentes phases que parcourt la maladie goutteuse, des périodes plus favorables que d'autres à son emploi. Le tact médical peut seul les indiquer avec une certaine précision. Ainsi la plupart des goutteux qui déjà ont eu plusieurs accès, peuvent prévoir à certains dérangements qui leur surviennent qu'ils sont menacés d'une crise prochaine. C'est là un moment très-favorable qu'il faut saisir sans retard pour se soumettre à notre médication. Jusqu'à présent elle n'a pas encore manqué une seule fois, à notre connaissance du moins, de prévenir et d'empêcher, dans de semblables circonstances, l'attaque qui paraissait imminente. Elle n'a point alors l'inconvénient des médicaments qui arrêtent brusquement un accès déjà déclaré, car elle produit sans réaction et sans douleur l'expulsion des matières morbides, et a en outre l'avantage de remédier à l'altération fonctionnelle d'où elles proviennent. Nous en citerons des exemples.

Si on n'a pas employé le traitement dans le temps très-opportun dont nous venons de parler, ou si l'attaque survient inopinément, il faut alors laisser passer la période aiguë, en se comportant comme nous l'avons dit; puis une fois l'acuité de l'accès passée, il faut suivre le traitement comme nous l'indiquerons plus bas et sans interruption, à moins d'accidents inattendus. Il y a encore d'autres moments également favorables à l'emploi de notre méthode ; mais il est difficile de les spécifier d'une manière absolue, et le malade doit alors prendre conseil d'un médecin.

Disons maintenant en peu de mots en quoi consiste cette médication dont le lecteur pourra tout à l'heure connaître et apprécier les puissants et heureux résultats. Nous faisons usage d'un médicament complexe, qui se présente sous forme de poudre grisâtre, dont la plupart des malades doivent prendre chaque matin et chaque soir environ une demi-cuillerée à café. Cette poudre est composée de telle manière que la quantité des substances actives qui en font la base augmente chaque jour dans une égale proportion. Le traitement complet dure en général trente jours, et pendant ce temps il n'y a d'autre régime à suivre que de s'abstenir *avec rigueur* de toutes espèces de substances acides, telles que vinaigre, eau de Seltz, limonades, vins mousseux, etc.; ces acides empêcheraient l'action du médicament. Il faut en outre s'abstenir de café, de thé, et en général de boissons excitantes. Nous ne proscrivons pas le vin, à la condition qu'il soit rouge, vieux, dépouillé d'acide et qu'on le boive trempé de beaucoup d'eau. Les malades doivent aussi, pendant qu'ils sont soumis à cette médication, se livrer à un exercice modéré à mesure que cela devient possible.

Tel est en quelques mots le traitement que nous employons contre la maladie goutteuse. Les médicaments qui en font la partie principale sont composés de telle sorte qu'ils remplissent positivement les trois indications dont nous avons parlé plus haut, et les malades s'en aperçoivent assez promptement.

Pour servir de démonstration à ce que nous venons de dire, nous allons maintenant raconter les faits que nous avons eu occasion d'observer, et nous y ajouterons les réflexions que chacun d'eux nous aura suggérées.

PREMIÈRE OBSERVATION.

Goutte chronique, datant de plusieurs années; santé délabrée; inutilité des traitements suivis; emploi de notre méthode; guérison.

M. le vicomte de La Passe, ancien chargé d'affaires de France en Hanovre et à Naples, rue de la Madeleine, 59, âgé de 49 ans, d'une famille où la goutte est héréditaire depuis plusieurs générations, aucun de ses ancêtres n'y ayant échappé, fut à son tour atteint pour la première fois de cette maladie au mois de juin 1837. Il peint lui-même l'état où il s'est trouvé antérieurement à cette époque, dans les termes suivants : « Mon enfance a été maladive, ma jeunesse irritable et souvent

» troublée par des affections inflammatoires. » Arrivé à quarante ans, ma santé se trouvait » totalement délabrée, l'estomac ne faisait » plus ses fonctions, la poitrine était attaquée » et les médecins m'avaient condamné au » climat d'Italie. » Cet état s'améliora sous l'influence d'un régime approprié, et la santé du malade était rétablie comparativement, lorsque la goutte le prit.

Les premières attaques ne furent pas de longue durée, mais leur violence fut extrême. Le malade usa de différents traitements sans aucun résultat favorable. Cependant l'affection prit assez rapidement la forme chronique, les articulations perdirent leur jeu ; la démarche était lente, pénible, et une béquille était presque toujours nécessaire. Les douleurs articulaires étaient fréquentes, même dans l'intervalle des attaques déclarées. M. de la Passe fit alors usage des eaux de Vichy qui produisirent chez lui des accidents assez graves. Ensuite il essaya le bicarbonate de soude, en doses homéopathiques, sans aucun succès.

Enfin, au mois de septembre 1840, il se décida à entrer aux Néothermes où j'eus occasion de le voir. Il venait d'avoir une attaque dont il souffrait cruellement, quoiqu'elle ne fût pas aiguë. Je me trouvai fort embarrassé, je l'avoue, pour lui indiquer un traitement, et je me proposais de l'exhorter à la patience, lorsque de son propre mouvement il m'engagea à essayer sur lui l'emploi d'une substance dont les effets thérapeutiques sont encore assez peu connus (1). Je ne vis aucun inconvénient à tenter cette expérience, et je le fis avec toute la prudence que commandait la position du malade. Mon étonnement fut extrême en voyant, après trois semaines de

(1) M. de La Passe, qui s'est beaucoup occupé de chimie, avait été à même de faire une étude particulière de cette substance.

cette médication, tous les symptômes goutteux disparaître l'un après l'autre : les douleurs qui le tourmentaient furent les premières à céder, le sommeil devint excellent; après un mois l'appétit se déclara, et en peu de jours la santé revint complètement et le malade sortit guéri de la maison de santé.

Cette guérison inattendue, à laquelle, je le proclame ici, M. de La Passe avait eu plus de part que moi, le remplit d'une satisfaction que chacun appréciera facilement. Aussi voulut-il malgré mes conseils pousser plus loin son expérience, et au bout de quelques mois, pendant lesquels sa santé ne cessa pas d'être parfaite, il suivit le régime le plus propre à faire revenir la goutte : nourriture forte et épicée, crudités, boissons alcooliques, transition de la chaleur au froid, il ne recula devant rien. Aussi, après quelques jours d'un semblable régime, tous les prodrômes qui signalent l'approche d'une attaque reparurent. Le malade se hâta de recommencer le traitement qui lui avait si bien réussi déjà, et, après une semaine, tous les symptômes goutteux avaient cédé.

Depuis cette époque, M. de La Passe n'a pas cessé de jouir d'une excellente santé. Chaque fois qu'il se sent indisposé, il prend avec succès quelques doses du médicament qui lui a été si utile. Sa guérison ne s'est pas démentie un seul instant, et aujourd'hui sa santé est plus florissante qu'elle n'a jamais été.

Je viens de raconter dans toute leur simplicité les faits singuliers dont j'ai été le témoin. La lecture de cette observation est certainement de nature à faire faire bien des réflexions aux goutteux qui se croient incurables, et à ranimer leur courage et leurs espérances; elle explique en même temps l'origine du traitement que je préconise et que j'emploie avec succès contre la maladie arthritique. Depuis la guérison de M. de La

Passe, l'étude et l'expérience m'ont fait modifier beaucoup le médicament auquel il doit sa guérison ; mon but a été de rendre son emploi aussi général que possible, et les observations qu'on va lire à la suite de celle-ci serviront à prouver que j'y ai réussi, du moins jusqu'à présent, car en thérapeutique, plus qu'en autre chose, il faut la sanction du temps pour pouvoir prononcer en parfaite connaissance de cause.

Le lecteur n'aura pas manqué de remarquer la gravité de la position où se trouvait le malade dont nous venons de parler, position rendue plus fâcheuse encore par la circonstance d'hérédité si prononcée chez lui. Nous n'avons pas besoin non plus d'insister sur la rapidité avec laquelle la guérison est survenue malgré toutes les prévisions contraires. Ces remarques devront également se reporter sur les observations suivantes. En effet, quelques-unes des personnes qui en sont l'objet semblaient n'offrir aucunes chances de guérison.

DEUXIÈME OBSERVATION.

Goutte chronique, existant depuis dix-huit ans ; douleurs dans toutes les articulations, obligeant le malade au repos absolu pendant plusieurs mois de l'année ; insuffisance de toutes les médications employées ; guérison après un mois de notre traitement.

M. Bussod, propriétaire au Mans, âgé de 41 ans, ayant eu des parents goutteux, éprouva dès l'âge de 18 ans quelques douleurs dans les articulations; mais il ne subit sa première atteinte de goutte qu'à 23 ans. Depuis cette époque jusqu'à 27 ans, il eut un accès seulement par année, et il n'était retenu dans son lit que pendant huit à dix jours chaque fois. Dans cette première période de la maladie, on le traita par des sangsues et des cataplasmes qui n'ont jamais produit que des résultats peu favorables et même quelquefois nuisibles.

A partir de 27 ans jusque vers 33, M. Bussod eut régulièrement à subir deux attaques par année; elles augmentèrent d'intensité et de durée, et les intervalles de temps qui les séparaient ne laissaient point le malade sans souffrance; il fut même à la fin obligé de renoncer pour sa chaussure à l'usage des bottes. Pendant cette seconde période de l'affection, on lui administra diverses préparations de colchique et différents sirops dont nous n'avons pu savoir la composition; quoi qu'il en soit, ces médications n'empêchèrent en aucune manière la maladie de faire des progrès, si bien que depuis la fin de cette seconde période, les douleurs n'ont plus quitté M. Bussod.

Pendant ces dernières années, il était la majeure partie du temps alité, parce que le mal avait fini par envahir *presque toutes les articulations*. Si parfois, dans les moments où la goutte lui laissait quelque répit, il voulait marcher, il éprouvait dans ses mouvements de violentes douleurs. Une fois, à cette époque, la maladie remonta à l'estomac, et on craignit pour les jours de M. Bussod. Il reçut, dans ces dernières phases de l'affection arthritique, les soins d'un médecin fort habile du Mans, M. le docteur Lepelletier (de la Sarthe), qui mit en œuvre toutes les ressources de la science.

Enfin, pendant les six premiers mois de 1842, son état était devenu si affligeant que pendant tout ce temps il ne put quitter son lit et qu'on était obligé de le faire manger, tant les mouvements lui étaient douloureux. Il profita d'une amélioration qu'amenèrent dans sa position les chaleurs du mois de juin 1842, pour faire le voyage de Paris, et aussitôt son arrivée il se fit conduire près de nous aux *Néothermes*. Sa démarche était pénible et très difficultueuse ; il était appuyé d'un côté sur une canne et de l'autre sur le bras d'un de ses parents. Après l'avoir examiné, nous n'hésitâmes pas, et il commença notre traitement le 12 juin.

Dès le sixième jour, il ressentit du mieux. Après le vingtième jour du traitement, M. Bussod put faire environ une lieue à pied, car il alla du numéro 55, rue de Clichy, où il demeurait chez son beau-frère, jusqu'au Jardin des Plantes, et s'en revint à pied. Sa guérison fut si complète au bout d'un mois, que le malade partit pour le Mans, et son arrivée jeta la stupéfaction et la joie dans sa famille. Depuis ce moment sa santé a été parfaite; M. Bussod n'est pas reconnaissable, il paraît n'avoir jamais été malade et il peut mettre des bottes, chose qu'il n'avait pas faite depuis 6 ans.

Nous crûmes devoir, pour empêcher une récidive de la goutte, faire suivre à ce malade un traitement nouveau et complet au commencement de l'automne. Aussi n'a-t-il eu aucune espèce d'indisposition à cette époque ; mais au mois de novembre dernier, il revint à Paris, et après quelques écarts de régime, il se plaignit à nous d'un petit dérangement d'estomac et de malaise général, qu'il regardait comme le prodrôme d'une attaque de goutte. Il prit alors pendant trois jours notre médicament ordinaire, et tout symptôme disparut.

Mais au lieu de suivre les conseils que nous lui avions donnés, M. Bussod a voulu voir jusqu'à quel point sa guérison était solide, et il s'est hasardé à faire usage de tout ce qu'il sait lui être contraire en fait d'aliments et de boissons. De plus, il s'est mis à veiller, à passer les nuits au bal, etc., etc. Aussi, au commencement de janvier 1843, il a ressenti de l'embarras et de l'empâtement aux genoux et aux pieds. Mais tous ces symptômes ont disparu vingt-quatre heures après avoir pris deux à trois doses de notre médicament.

J'ai l'honneur de recevoir de temps en

temps la visite de M. Bussod qui passe l'hiver à Paris, et je m'assure qu'il est impossible de jouir d'une santé plus brillante que la sienne.

Nous demandons à ceux qui ont lu cette observation, s'il est possible qu'il leur reste dans l'esprit quelque doute sur l'efficacité de notre mode de traitement; nous ne le croyons pas, à moins qu'on ne veuille nier les faits que nous venons de raconter. Mais ces faits sont patents et tout le monde peut les vérifier. L'état de M. Bussod a été constaté par des médecins distingués avant sa guérison; d'ailleurs sa maladie était une chose de notoriété publique au Mans, et quant à sa situation actuelle, chacun peut la juger par soi-même.

En analysant les phénomènes qui se sont passés ici successivement, nous trouverons la preuve : 1° que notre méthode de traitement remédie bien précisément au désordre primitif qui développe l'affection goutteuse, puisque chaque fois que le malade a ressenti, depuis sa guérison, les symptômes prodrômiques d'une attaque, il lui a suffi de suivre pendant trois ou quatre jours notre médication ordinaire, pour voir tous ces accidents disparaître sans que l'accès fit explosion; 2° que notre traitement n'est pas seulement palliatif, mais qu'il amène bien positivement une guérison solide, car s'il en était autrement, les graves imprudences commises par M. Bussod dans son régime, n'auraient pas manqué de ramener bien vite et sans qu'on pût l'empêcher, tous les désordres dont il a étési longtemps la victime. Autrefois un verre de vin blanc suffisait pour faire naître chez lui de violentes douleurs articulaires, et aujourd'hui il fait impunément usage des aliments et des boissons qui lui sont le plus contraires. Il a tort sans doute, et, à la longue, un semblable régime finirait par lui donner du repentir s'il était longtemps continué.

TROISIÈME OBSERVATION.

Gravelle survenue après divers autres accidents; guérison.

Mademoiselle de C..., âgée de 18 ans, née de père goutteux, avait été en proie, vers la fin de son enfance, à différents accidents qui firent craindre à ses parents qu'elle fût atteinte de rachitisme. Plusieurs médications toniques furent alors employées sans succès; sa santé continua d'être fort mauvaise et sa figure devint le siége d'une éruption de nature pustuleuse. L'appétit était irrégulier et les digestions pénibles, puis des coliques violentes survinrent de temps à autre, et enfin on s'aperçut que ses urines contenaient des graviers.

Pour remédier à ce dernier accident, on conduisit la malade aux Eaux de Vichy où elle passa la saison de 1841 sans résultat. Les coliques persistèrent, et ses parents désirèrent alors la soumettre à notre traitement qu'elle commença en avril 1842. Au bout de quelques jours son teint est devenu meilleur, l'éruption a disparu peu à peu, l'appétit s'est prononcé, les digestions sont devenues très bonnes, les coliques ont cessé à leur tour, et l'émission de graviers, qui avait été beaucoup plus abondante qu'à l'ordinaire pendant les premiers jours, était nulle après un mois de traitement. Depuis cette époque, aucune trace de la maladie n'a reparu, et mademoiselle de C... jouit depuis ce moment de la santé la plus satisfaisante.

Si nous étudions les phénomènes qui se sont successivement présentés chez cette malade, nous acquérons bien vite la conviction que tous étaient de nature goutteuse ; en effet, la prédisposition héréditaire dont elle était entachée se prononce de bonne heure par une tendance au ramollissement des os, puis elle se porte sur les organes digestifs, et enfin la présence de l'acide urique, ce phénomène si général chez les goutteux, se décèle ici par des coliques néphrétiques et par l'émission de nombreux graviers. Nous ne voulons pas dire que la gravelle soit toujours un effet de la maladie goutteuse ; mais il y a lieu de croire qu'elle n'en est qu'un symptôme, toutes les fois que le malade qui rend des graviers urinaires est en même temps atteint de prédisposition héréditaire à la goutte. C'est ce motif qui nous a engagé à employer ici notre traitement, et on voit que le succès a justifié notre diagnostic.

Nous ferons remarquer ici que notre médication a amené chez cette malade deux résultats distincts et également importants : d'abord elle a provoqué la sortie immédiate des graviers qui étaient formés déjà dans les organes urinaires ; ensuite, elle a empêché la production de nouveaux graviers en neutralisant la lésion fonctionnelle qui était le point de départ de cette production. Nous avons donc eu raison de dire, au commencement de ce chapitre, qu'elle activait les sécrétions et qu'elle s'opposait à la formation des matières hétérogènes qui altèrent la composition du sang. Ces deux effets de notre traitement sont rendus aussi évidents que possible par cette observation, et c'est là, suivant nous, qu'est tout le secret d'une méthode rationnelle pour remédier à la goutte.

QUATRIÈME OBSERVATION.

Goutte chronique; traitement par notre méthode.

Malgré tous nos efforts, nous n'avons pu réussir à rendre cette observation complète. Les renseignements que nous avons cherché à nous procurer postérieurement à notre traitement, nous ayant manqué tout-à-fait, il reste ici une lacune regrettable; cependant nous croyons devoir raconter les faits tels que nous les avons vus.

M. de Basseville, colonel de dragons, affecté de la goutte depuis plusieurs mois, entra aux Néothermes le 24 octobre 1841. Ce malade, avant de venir à Paris, avait essayé plusieurs traitements, et notamment les Eaux de Saint-Amand qui avaient aggravé sa position. Lorsque nous eûmes occasion de le voir, il avait les deux pieds tuméfiés et ne pouvait marcher qu'à l'aide de deux béquilles; toutefois, les douleurs étaient à peu près nulles, quand le malade était en repos. Du reste, santé générale assez bonne, appétit passable et digestion ordinaire. La compression légère et méthodique, à l'aide de bandelettes de diachylum, fut employée et parut soulager un peu le malade; cependant la marche sans béquilles restait impossible lorsque nous lui proposâmes de suivre notre traitement. Il accepta avec empressement, et nous devons dire que dès-lors son état s'améliora de telle sorte, que le 19 décembre, avant d'avoir achevé le traitement tout entier, il sortit des Néothermes guéri et n'ayant plus aucun besoin, pour marcher, de ses béquilles qu'il laissa à Paris.

Depuis ce moment nous n'avons pas eu de nouvelles directes de M. de Basseville ; mais nous avons appris qu'il avait fait demander, il y a quelques mois, de nouvelles doses de médicament, et qu'il avait continué à se bien porter.

CINQUIÈME OBSERVATION.

Goutte chronique existant depuis trente-huit ans, ankiloses commençantes; traitement; guérison.

M. le chevalier de L**, du département de la Haute-Garonne, ancien officier de l'armée de Condé, âgé de 68 ans, d'une famille où la goutte est constamment héréditaire, a été atteint de cette maladie pour la première fois à l'âge de *trente ans*. Pendant le long espace de temps qui s'est écoulé depuis cette époque, l'affection a successivement revêtu toutes les formes qu'elle est susceptible d'emprunter.

A de certaines époques, les attaques paraissaient avoir un caractère inflammatoire, et les douleurs étaient aiguës et violentes; à d'autres les accès étaient peu douloureux, mais le malade était alors retenu pendant plusieurs mois de suite dans son lit ou sur sa chaise. Parfois l'affection se portait sur le tube intestinal et produisait alors les accidents graves qui caractérisent ce transport sur des organes intérieurs.

Dès l'origine de la maladie, M. de L*** s'était mis à un régime sévère et avait pris toutes les mesures hygiéniques propres à améliorer sa position; il s'était privé de toute nourriture excitante, de boissons fermentées, et avait pris autant d'exercice que ses forces le lui permettaient : malgré ces précautions et les ressources de la médecine, il n'avait pu arriver qu'à diminuer les douleurs : mais les fonctions digestives avaient continué de mal s'accomplir, les douleurs articulaires, qui avaient beaucoup perdu de leur violence, étaient presque constantes. Enfin, les doigts de la main commençaient à s'ankiloser, l'articulation du genou et celle du pied avec la jambe ne pouvaient plier qu'imparfaitement, lorsqu'au milieu de 1842 M. de L***, sur les instances de ses parents, dont un avait été précédemment guéri de la même maladie, se décida à employer notre mode de traitement.

Malgré le mauvais état des voies digestives, le malade a pu sans aucun inconvénient ni interruption suivre le traitement entier; et il a vu disparaître peu à peu et successivement tous les accidents auxquels il était en proie depuis tant d'années. Aujourd'hui, suivant son expression, *il se sent rajeuni de dix ans*. Son appétit est revenu, ses digestions sont bonnes, les articulations ont repris leur souplesse, et il marche parfaitement. En un mot, il se porte mieux qu'un homme de son âge ne doit l'espérer.

C'est sans doute une chose bien remarquable que la guérison complète d'une maladie qui a trente-huit ans d'existence. C'est un de ces faits qu'on accueille avec joie quand ils arrivent, mais sur lesquels on ne doit jamais trop compter. Cependant il est juste de remarquer que la goutte n'avait produit chez M. de L*** aucune désorganisation, et même, chose singulière, aucuns dépôts de matières tophacées. Il était par conséquent dans des conditions aussi favorables que possible, relativement à la durée de son mal, pour éprouver de bons effets d'un traitement rationnel et énergique.

SIXIÈME OBSERVATION.

Goutte chronique datant de neuf ans; attaques fréquentes, longues et douloureuses; ankyloses commençantes; traitement complet; cessation de tous les accidents.

M. le baron de G***, âgé de quarante ans,

né de parents goutteux, habitant le département de la Haute-Marne, était depuis environ huit à neuf ans en proie aux divers accidents de la goutte articulaire. Il avait ordinairement deux attaques par an, et chacune d'elles était douloureuse et de longue durée, tellement que plus d'une fois il ne s'est passé que deux mois de rémission entre deux attaques. Aussi les douleurs étaient à peu près constantes et le malade éprouvait souvent des élancements dans les articulations des genoux et des pieds.

La marche était difficile et pénible, et enfin deux doigts de la main commençaient à s'ankiloser, lorsqu'en août 1842, M. de G*** s'est décidé à commencer notre traitement. A cette époque il éprouvait tous les prodrômes qui annoncent une attaque imminente ; mais à mesure que l'action de notre médication s'est fait sentir, ces symptômes ont disparu ; puis les douleurs et tous les phénomènes énumérés ci-dessus ont cédé à la suite du traitement, et le malade a pu traverser l'automne et le commencement de l'hiver sans éprouver aucun accident. Il annonce aujourd'hui que sa santé est très-bonne et qu'il se trouve entièrement rétabli.

Cette observation n'a rien en elle-même de plus remarquable que les faits précédemment cités. Aussi nous nous contenterons de dire que M. le baron de G*** ne s'est décidé à suivre notre traitement qu'après avoir été lui-même témoin des résultats obtenus par nous sur un de ses amis.

SEPTIÈME OBSERVATION.

Goutte rhumatismale chronique; sueur crayeuse; traitement incomplet; amélioration considérable; plus tard traitement complet, guérison.

Mademoiselle W***, âgée de trente-sept ans, née de parents goutteux, était atteinte depuis plusieurs années d'une affection rhumatismale compliquée de plusieurs symptômes indiquant évidemment la maladie goutteuse, tels que tuméfaction du pied, douleurs presque constantes dans les articulations du pied et des poignets, urine souvent épaisse et sédimenteuse. On constata également que la sueur contenait une matière solide, friable et analogue à un sable fin. Du reste, point d'accès tranchés ; mais un état chronique qui avait amené la prostration des forces, une grande difficulté dans la marche et des souffrances presque continuelles.

Mlle W*** nous fut adressée en octobre 1841, et se décida à suivre notre traitement; mais au dix-huitième jour elle éprouva quelques crampes de l'estomac qui l'alarmèrent ; elle refusa alors de continuer la médication et resta sans rien faire. Cependant une amélioration considérable eut lieu dans son état pendant l'hiver qui suivit ce traitement incomplet ; et pendant l'été de 1842, elle supporta parfaitement bien les fatigues d'un long voyage, ce qui lui donna l'idée de revenir à la médication qu'elle avait une première fois abandonnée; elle recommença donc notre traitement en octobre 1842, et cette fois la guérison a été si complète que jamais Mademoiselle W... ne s'est mieux portée qu'aujourd'hui.

Bien que cette malade n'offrit pas les symptômes habituels et réguliers de l'affection goutteuse, il n'a pu cependant rester aucun doute dans notre esprit sur la nature de la maladie dont elle était atteinte; en effet, les deux circonstances de l'hérédité et de la sueur crayeuse observées ici, formaient un signe pathognomonique qu'il était impossible de méconnaitre.

Nous ferons remarquer au lecteur l'analogie frappante qui existait entre l'état de cette malade et celui de mademoiselle de C*** qui fait le sujet de l'observation troisième;

la seule différence que nous puissions constater dans les phénomènes essentiels, observés chez ces deux personnes, consiste en ce que les productions morbides n'ont pas suivi le même chemin pour sortir du corps. Chez l'une les urines, chez l'autre l'humeur transpiratoire, ont été les véhicules des matières calcaires engendrées par la goutte. On sent que c'est là une différence tout à fait dénuée d'importance sous le rapport du diagnostic et du traitement. Aussi, dans les deux cas, les mêmes moyens ont amené les mêmes résultats.

HUITIÈME OBSERVATION.

Goutte chronique datant de sept ans; ankiloses commençantes; amélioration notable.

M. le comte de C**, âgé de 58 ans, né de parents goutteux, est atteint depuis environ sept ans de goutte articulaire. Les attaques ont été fréquentes et longues, aussi elles ont amené chez ce malade la plupart des accidents qui n'arrivent d'ordinaire chez les goutteux qu'après un temps plus considérable. Ainsi des douleurs presque constantes dans les articulations, une difficulté très grande dans la marche, et des ankilôses commençantes à plusieurs doigts des mains; telles sont les souffrances dont M. de C*** est la victime.

Au mois d'août 1842, il eut occasion de voir un de ses compatriotes guéri par notre méthode et cité dans une des observations précédentes. Celui-ci, après avoir raconté sa guérison, l'engagea fortement à faire comme il avait fait lui-même, et à se soumettre au même traitement qui avait si bien réussi. Il lui donna même immédiatement le remède qu'il désirait le voir prendre; mais il oublia sans doute de faire les recommandations essentielles qu'il avait lui-même mises en pratique; car M. de C*** ne suivit point un traitement véritable. Il se contentait de prendre quelques doses du médicament chaque fois qu'il appercevait du trouble dans ses urines, et il cessait aussitôt que ces liquides avaient repris leur limpidité, ce qui ne tardait pas beaucoup à arriver.

Aussi, ne persistant point dans l'emploi de la médication, et n'en faisant usage que d'une manière très-irrégulière, ce malade n'a pu obtenir la guérison des ravages causés par les attaques précédentes ; mais il n'en est pas moins vrai, que depuis l'époque où il a commencé à faire ainsi usage de ce médicament, il n'a pas eu d'accès de goutte.

Il est certain pour nous, que si M. de C*** n'est pas parvenu à une guérison complète, cela tient à la manière très défectueuse avec laquelle il s'est traité ; malgré cela, il a encore obtenu plus qu'on ne devait espérer d'une pareille médication, puisqu'aucune attaque n'est venue l'affliger depuis cette époque.

Telle est la première série des observations que nous livrons à l'appréciation impartiale du public éclairé. Ces faits parlent mieux que tous les raisonnements possibles ; aussi nous n'ajouterons aucunes réflexions pour prouver la puissance et l'énergie de notre mode de traitement.

Il arrive quelquefois que les personnes dont le système nerveux est irritable éprouvent quelques tiraillements, quelques malaises à l'estomac, après avoir suivi pendant huit à dix jours notre médication , comme on le voit chez la personne qui fait le sujet de la septième observation. Ces faibles malaises, qui se présentent de temps en temps, n'ont aucune espèce de gravité ; et c'est à tort que quelques malades ont refusé de continuer le traitement après l'apparition de ces symptômes passagers. Nous n'avons jamais été témoin d'aucun accident sérieux survenu par le fait de notre médication, et nous engageons fortement les malades à ne pas reculer devant une légère indisposition qui ne peut avoir de suite dans aucun cas.

D'ailleurs, s'il survenait des phénomènes inattendus dans le cours du traitement, le malade devrait alors se contenter de le suspendre pendant quelques jours pour y revenir ensuite jusqu'à son achèvement complet. La méthode que nous suivons n'est point une méthode perturbatrice ni empirique; elle repose sur des bases solides et elle est rationnelle, puisque nous l'avons déduite de l'étude des causes, de la marche, des effets et de la nature de la maladie arthritique. Les indications qu'elle doit remplir ont été signalées avec précision; et certes, la thérapeutique n'offre pas de traitements plus logiquement amenés que celui dont nous parlons. Comment donc pourrait-il causer des accidents sérieux dans les cas où son emploi est indiqué?

Nous ferons remarquer aussi qu'il a l'avantage d'être extrêmement facile à suivre, chose très importante pour la pratique ; en effet, souvent les malades sont découragés par les difficultés qu'il leur faut surmonter pour suivre certains traitements qui pourraient cependant leur offrir des avantages. L'ennui d'être sans cesse occupé de soi-même, les dérangements qu'on est obligé de subir sont autant d'obstacles à ce qu'on suive avec persévérance une médication qui comporte ces désagréments ; et les malades aiment souvent mieux garder leur mal que de s'y résigner. Celle que nous conseillons ne se trouve nullement dans ce cas ; et il n'y a point de malade, si indocile qu'on le suppose, qui ne consente à prendre chaque matin et chaque soir, pendant une trentaine de jours, un médicament qui d'ailleurs ne peut inspirer aucune répugnance par son goût ou son odeur.

Il ne nous reste plus maintenant qu'à rappeler aux goutteux les moyens qu'ils doivent mettre en pratique lorsqu'ils sont revenus à la santé, pour ne pas se trouver de nouveau en proie aux douleurs arthritiques.

CHAPITRE VII.

COROLLAIRES DU PRÉCÉDENT, HYGIÈNE.

Il semble au premier abord, lorsque l'on connait les causes qui produisent une maladie et surtout une maladie venant par accès, que la question du traitement peut se réduire à des termes fort simples, et qu'il suffit pour la guérir de se mettre à l'abri de ces mêmes causes, conformément au proverbe : *Sublatâ causâ, tollitur effectus.* Malheureusement, il est rare qu'il en soit ainsi; et la médecine serait trop heureuse, si les problèmes qu'elle est appelée à résoudre n'étaient jamais plus complexes que celui-là.

Lorsqu'une cause morbide quelconque a porté son action sur un ou plusieurs de nos organes, et qu'elle y a produit une altération plus ou moins profonde, il ne suffit point, dans la plupart des cas, pour que tout rentre dans l'état normal, que le malade soit dérobé à l'action de la cause ; car la lésion produite devient à son tour le point de départ de désordres consécutifs qui viennent augmenter le trouble primitif, et il se forme ainsi un enchaînement de causes et d'effets auquel il est nécessaire de s'opposer d'une manière plus énergique.

En appliquant ces considérations générales à l'affection goutteuse, on verra de suite que des organes qui sont depuis longtemps déjà en proie aux lésions fonctionnelles qu'elle provoque, ne rentreront point sous l'empire des lois régulières, par cela seul que le malade ne s'exposera plus aux causes qui ont développé son mal. Il faudra avant tout qu'il combatte les désordres produits, qu'il ramène l'intégrité dans les fonctions; et ce n'est qu'après cela qu'il pourra avec confiance et sécurité s'en remettre pour l'avenir aux ressources que lui offre l'hygiène. C'est par suite de ces réflexions que nous avons dû, tout d'abord, nous occuper d'indiquer les moyens auxquels il doit avoir recours pour arriver, dans la pluralité des cas, à une guérison; et dans de semblables circonstances, la règle hygiénique qui prescrit d'éviter les causes d'une maladie ne devient plus qu'un adjuvant très essentiel à la vérité, mais qui aurait été insuffisant pour atteindre le but qu'on se proposait.

Cependant il est certain que les goutteux qui n'ont encore eu que quelques attaques peu nombreuses, peuvent souvent se soustraire aux souffrances qui leur sont fatalement réservées pour la suite, en observant simplement les règles d'une bonne hygiène; il n'est pas rare de rencontrer des individus qui se trouvent dans ce cas, et nous citerons à cet égard un fait remarquable tiré des lettres de Loubet qui le raconte dans les termes suivants :

« Un jeune homme, âgé de vingt-cinq ans, était de la grosseur la plus énorme et la plus considérable dont on puisse se faire une idée. Il était fils unique riche, et eut une attaque de goutte qui l'effraya. Il prit son parti et chercha son remède dans l'exercice : le lundi, il jouait à la paume pendant trois ou quatre heures de la matinée ; le mardi, il donnait le même temps à jouer au mail ; le mercredi, il allait à la chasse ; il montait à cheval le jeudi ; le vendredi, il faisait des armes ; le samedi, il allait à pied à une de ses terres, éloignée d'environ trois lieues, et le dimanche en revenait aussi à pied. Le remède fut si bon, qu'au bout d'un an et demi, il se trouva d'une taille très ordinaire. Il se maria. Il a conservé ses exercices, qui l'ont débarrassé des humeurs dont il était engorgé; et, d'une masse presque informe, il se fit un homme dispos et vigoureux, exempt de la goutte et jouissant d'une parfaite santé (1). »

Nous connaissons personnellement un homme atteint de goutte héréditaire et ayant subi déjà un certain nombre d'attaques, que des revers de fortune ont obligé à travailler pour vivre. Cet homme, dont le malheur n'a abattu ni le courage, ni les forces, n'a pas éprouvé un seul retour de la maladie arthritique, depuis le changement de sa position, c'est-à-dire depuis cinq ans.

Ces exemples sont assurément de nature à être imités, et les personnes qui n'ont eu que peu d'attaques de goutte, doivent, avant d'employer tout autre moyen, chercher

(1) Loubet : Lettres sur les maladies de la goutte, Paris, 1752.

quelle cause a pu développer chez eux cette affection, afin d'agir en sens inverse et afin de se soustraire à l'action de cette cause.

Mais le goutteux qui, par un traitement quelconque, a été débarrassé du mal dont il était victime, se trouve, par le fait même de sa guérison, replacé au même point où il était avant de tomber malade, et même ses organes en restent plus disposés à recevoir l'impression des causes morbides; par conséquent, s'il a pu contracter une première fois la maladie arthritique en manquant aux préceptes d'une bonne hygiène, à plus forte raison pourra-t-il une seconde fois être atteint de la même manière, après avoir été guéri, si son genre de vie est semblable à celui d'autrefois. Les mêmes causes amènent les mêmes effets, chacun le sait; c'est donc en vain qu'on aura arrêté votre mal par une médication puissante, c'est en vain qu'on aura, par des moyens énergiques, rendu vos organes à la santé, si vous ne prenez pas soin ensuite d'éviter tout ce qui peut ramener chez vous l'hôte incommode et cruel qu'on en aura chassé.

Vous donc qui êtes devenus goutteux par suite d'une alimentation peu mesurée, ayez soin de revenir peu à peu à une nourriture plus appropriée à votre tempérament et au degré de vitalité de vos organes. Vous que le défaut de locomotion, l'état sédentaire ont laissés en proie à la goutte, donnez de l'activité à vos muscles et faites de l'exercice, afin que le mouvement de décomposition de vos organes soit en rapport avec leur nutrition, et afin que les pertes compensent ainsi les recettes de l'économie. Vous enfin chez qui de longues préoccupations de l'esprit ont développé la podagre, rendez à l'homme physique les forces et l'énergie que l'homme intellectuel a absorbées au détriment du premier. Alors soyez tous certains que vous serez débarrassés pour toujours de l'ennemi qui vous harcelait.

Les hommes qui sont nés avec une fatale prédisposition à la maladie arthritique, prédisposition qui, comme on le sait, se transmet par hérédité, doivent, avec autant de soin que ceux qui ont déjà eu des attaques, se prémunir contre l'action des causes qui engendrent la goutte ; ce n'est qu'à cette condition qu'ils pourront échapper au mal dont ils apportent pour ainsi dire le germe en naissant. En se soumettant de bonne heure et toujours à un régime convenable, ils pourront facilement détourner les coups de cette épée de Damoclès dont ils sont menacés d'une manière permanente. Nous en avons cité plusieurs exemples dans le cours de cet opuscule, et nous n'insisterons pas davantage sur un précepte dont chacun doit sentir la justesse et l'utilité.

Nous rappellerons en peu de mots, ici, les préceptes généraux que l'expérience et le raisonnement prescrivent d'observer aux diverses personnes dont nous venons de parler. Ce sont d'abord tous ceux qui ont pour but de maintenir la transpiration insensible dans un état régulier. Ainsi, habitez des lieux secs, élevés et à l'abri des vents du nord et de l'occident. Le célèbre commentateur de Boerhaave raconte qu'un homme qui était perclus de la goutte en fut entièrement guéri par un séjour aux Indes qui dura trois ans.

Soyez toujours vêtus chaudement avec de la laine sur la peau pendant le jour et du coton pendant la nuit ; ce changement paraît avoir une action particulière et favorable sur l'électricité de l'organe cutané. Ayez soin surtout de vous livrer aux exercices du corps, et, sans les pousser habituellement jusqu'à la fatigue, préférez ceux qui mettent le plus de muscles en jeu ; car ce sont eux qui donnent principalement de l'activité à la circulation, et par suite à toutes les sécrétions. L'exercice en voiture est tout-à-fait insuffisant, car il est purement passif.

En même temps qu'on suivra les règles précédentes, qui ont pour but de favoriser la transpiration et les sécrétions, il faudra avoir soin d'éviter tout ce qui, au contraire, provoque médiatement ou immédiatement une diminution de cette transpiration. Ainsi on doit proscrire toutes les fatigues d'esprit un peu considérables, toutes les préoccupations intellectuelles, et se soustraire autant que possible aux passions tristes.

Quant aux préceptes relatifs à l'alimentation, ils sont difficiles à donner d'une manière générale. En effet, chaque homme a, pour ainsi dire, une capacité pour les aliments qui lui est propre. Ainsi, toutes choses égales d'ailleurs, l'homme qui prendra plus d'exercice qu'un autre aura besoin d'une plus forte nourriture, parce que ses pertes seront plus grandes. Ce qu'on peut dire, c'est que ceux qui ont eu la goutte ou qui y sont prédisposés doivent se nourrir sobrement, ce qui ne signifie point du tout qu'ils doivent se mettre à la diète, ni au régime végétal ou lacté. Nous pensons, au contraire, que leur nourriture doit être bonne, saine, mais surtout de facile digestion, et par conséquent préparée le plus simplement possible. Chaque personne doit s'étudier à cet égard, et apprendre à connaître les substances qu'elle s'assimile le plus facilement.

Pour les personnes que nous avons traitées et guéries, nous ne nous sommes pas contenté de les renvoyer aux ressources hygiéniques dont nous venons de parler. Nous savons combien les malades revenus à la santé ont vite perdu le souvenir de leurs maux, et comme ils oublient facilement de prendre les précautions qui leur sont recommandées. Nous connaissons d'ailleurs l'empire de l'habitude et combien il est difficile de changer celles que l'on a prises depuis longtemps, lors même qu'on sait qu'elles sont contraires aux règles d'une bonne hygiène, ce qui arrive fort souvent. Dans cette prévision, nous recommandons toujours aux goutteux que nous avons guéris, de faire notre traitement à chaque changement de saison. Seulement, au lieu de le suivre pendant un mois ou plus, ils ne le font alors que pendant quatre, huit ou quinze jours, suivant la gravité de la situation où ils se trouvaient antérieurement. Ce traitement est si facile à faire, que les malades les plus indociles s'y prêtent volontiers. D'ailleurs, quand un moyen nous a guéris d'une maladie douloureuse, il ne nous en coûte nullement pour y revenir de temps en temps.

Nous ne nous contentons pas encore de cette recommandation. Il peut arriver, après une guérison, que parfois quelques symptômes viennent faire craindre à l'homme jadis goutteux que sa maladie ne reparaisse. Ainsi, comme on l'a vu dans l'observation si remarquable de M. Bussod, des dérangements d'estomac, de la faiblesse, de l'empâtement ou une légère douleur dans les articulations semblent annoncer quelquefois une récidive des maux passés. Alors, nous prescrivons de prendre immédiatement, et pendant trois ou quatre jours, notre médicament ordinaire. Cette pratique nous a si constamment réussi jusqu'à ce jour, que, pas une seule fois, nous n'avons eu à déplorer un retour de la maladie.

Nous devons dire ici que nous attachons une bien plus grande importance à ces dernières prescriptions, qu'à celles qui sont tirées de l'hygiène seulement. Non pas qu'il entre dans notre pensée de révoquer en doute la puissance des pratiques de cette science; loin de là, nous croyons au contraire que presque toutes les maladies qui affligent l'espèce humaine, viennent de ce que les lois hygiéniques ne sont pas ou sont mal pratiquées. Mais nous savons que mille circonstances s'opposent à ce qu'on suive un bon régime ; que, dans chaque position, il existe des obstacles très grands à la mise à exécution de ces lois ; et qu'enfin, nos habitudes, nos goûts, notre manière de vivre sont pour ainsi dire un perpétuel contre-sens aux préceptes de l'hygiène. Ce qui fait qu'on a beau les proclamer, personne ne les suit : *Vox clamantis in deserto !*

D'un autre côté, la goutte étant, dans notre opinion, une maladie intérieure qui reste très souvent cachée et sans symptômes apparents avant l'invasion d'un accès, notre but est dans ce cas de lui appliquer, dès le principe, un moyen qui remédie aux désordres existants ; de neutraliser, si nous pouvons nous exprimer ainsi, le principe morbifique, d'annihiler la source, le point de départ de la maladie. De quelque manière que se passent les choses, toujours est-il, et les faits le prouvent, que les accès n'arrivent plus quand on obéit aux prescriptions dont nous parlons, prescriptions incomparablement plus faciles à suivre pour bien des malades que celles de l'hygiène. Les deux premières observations que nous avons rapportées démontrent parfaitement ce que nous venons de dire.

CHAPITRE VIII.

CONCLUSION.

Nous avons dit, en commençant cet ouvrage, que la goutte était toujours une maladie curable, hors les cas fort rares où elle est arrivée au point de désorganiser les tissus. Nous avons ajouté que nous sommes parvenu à la guérir presque à toutes ses périodes. Si on a lu avec attention cet opuscule, il nous semble que ces deux propositions sont maintenant prouvées aux yeux de tout homme impartial et de bonne foi; les observations que nous avons citées sont claires, précises et aussi authentiques que possible; elles ne peuvent donner lieu ni à l'erreur, ni à l'illusion, et elles démontrent radicalement la puissance de notre mode de traitement contre l'affection goutteuse.

Bien que nous ne croyions en aucune manière à la *spécificité infaillible* d'un remède, cependant, nous n'avons jusqu'à ce moment aucun cas d'insuccès à mettre en parallèle avec les guérisons que nous avons obtenues. L'avenir nous réserve, sans aucun doute, quelques revers et nous nous y attendons; néanmoins nous avons la conviction que nous avons fait une découverte qui sera fertile en bons résultats. Comment serait-il possible de ne rien espérer d'une méthode de traitement qui a guéri, en quelques semaines, une maladie ayant tantôt vingt ans, tantôt jusqu'à trente-huit ans d'existence? Ce sont là des faits qui témoignent hautement de la vérité, et contre lesquels aucun doute, aucune négation ne peuvent prévaloir. Les hommes sur lesquels ces faits ont été observés, sont là, guéris, bien portants et attestant de toutes leurs forces la cure heureuse et inespérée dont chacun d'eux a été l'objet. Nous ne connaissons point de raisonnement, point d'argument qui puisse lutter contre un semblable témoignage, et nous répétons ici les paroles qui sont en tête de ce livre : *facta potentiora verbis*, les faits sont plus puissants que les paroles.

Avec la même sincérité que nous avons mise dans la narration des faits de guérison, nous eussions raconté nos revers ; car, avant tout, nous sommes homme de science, et nous savons que souvent il jaillit des éclairs de lumière d'un fait qui n'a pas eu l'issue qu'on attendait. La thérapeutique est peut-être aussi redevable aux tentatives infructueuses des médecins, qu'à celles qui ont été couronnées de succès : et dans cette conviction nous publierons plus tard toutes les observations que nous aurons occasion de faire, quel que soit au reste leur résultat. Nous mettrons ainsi le public à même de se prononcer en connaissance de cause sur notre méthode.

Nous ne perdrons pas de vue non plus les personnes qui nous ont fourni les observations publiées dans cet opuscule : nous savons qu'en médecine comme en toute autre chose, les découvertes ont besoin, pour être justement accréditées, de la sanction du temps. Si donc la maladie goutteuse vient plus tard, contre notre attente, frapper de nouveau un des sujets guéris par notre traitement, nous ferons tous nos efforts pour rechercher par quelles causes et par quel mécanisme aura eu lieu cette récidive ; et ce sera encore là, pour nous, une source d'observations utiles dont nous saurons tirer profit pour notre instruction, et en même temps pour les progrès de la science.

Nous avons en ce moment plusieurs goutteux en traitement, et nous avons lieu de penser, déjà, que nous serons aussi heureux avec ces nouveaux malades qu'avec les premiers. C'est ainsi que la vérité deviendra de plus en plus évidente, à mesure que les faits se multiplieront, et que le temps pourra rendre plus palpables la réalité et la persistance des guérisons obtenues.

Aujourd'hui notre mode de traitement n'est plus à l'état d'expérience. Cette première phase, si pénible à traverser pour toutes les choses nouvelles, quelle que soit d'ailleurs leur valeur, est pour nous à son terme. Nous pouvons, par conséquent, prescrire notre médication contre l'affection goutteuse sans aucune hésitation et avec le même degré de certitude que peut avoir tout médecin, quand il emploie contre les autres maladies les remèdes que lui enseignent les principes généraux de la science et dont l'expérience a constaté l'efficacité.

On nous reprochera peut-être d'avoir trop voulu généraliser l'emploi de notre traitement, dans une maladie qui paraît très complexe au premier abord. Ici, nous pourrions laisser les faits répondre à cette objection plus spécieuse que solide ; mais le raisonnement suffit pour la réduire à sa juste valeur. En effet, la goutte, dont on a dit avec raison qu'elle est un Protée qui revêt mille formes diverses, n'en a pas moins une source qui paraît être toujours la même. La nature de cette affection ne change pas malgré les caractères différents et quelquefois bizarres qu'elle emprunte ; et un traitement, qui découlera rationnellement de la connaissance qu'on aura acquise de la nature du mal et de l'appréciation exacte de ses causes, devra toujours être généralisé.

Aussi, la médecine symptomatique, si usitée dans beaucoup de maladies où il serait souvent très difficile et parfois imprudent d'en employer une autre, ne peut convenir à celle dont nous nous occupons. On en voit la preuve dans ce que nous avons dit plus haut au sujet des préparations de colchique; et, dans tous les cas, elle ne pourrait être que palliative. Son action ne s'étendant pas au-delà des symptômes auxquels on chercherait à s'opposer, elle ne réussirait jamais à enrayer la marche de l'affection, et ne l'empêcherait pas de continuer ses ravages. Il y a plus, son emploi serait souvent hérissé de difficultés à cause de la vitesse avec laquelle le mal se porte d'un organe sur un autre; on n'aurait pas sitôt songé à remédier à un symptôme que déjà il n'existerait plus là où on voulait l'attaquer. Cette pratique, quand on la met en usage, a en outre l'inconvénient de produire ces métastases funestes qui font périr subitement les goutteux.

L'emploi général d'une méthode de traitement n'exclue pas d'ailleurs l'attention que doit apporter un médecin éclairé dans les modifications exigées quelquefois par des circonstances exceptionnelles, telles que : une disposition particulière des organes du malade, une complication morbide qui peut survenir, etc., etc. Cela doit être toujours l'objet des méditations les plus sérieuses des praticiens.

Au reste, nous savons fort bien qu'il n'existe point de spécifique qui puisse guérir toujours et dans tous les cas, une même maladie. Les remèdes les plus vantés comme spécifiques n'ont point cette vertu superlative; et quant à nous, nous sommes loin d'avoir l'outrecuidante prétention de guérir tous les goutteux. Notre ambition sera pleinement satisfaite, si nous rendons à la santé un certain nombre des victimes de la maladie goutteuse, et nous croyons sincèrement, sans aucune préoccupation de vanité ou d'amour-propre, que nous touchons à ce but si désirable ; les faits observés par nous et dont chacun peut apprécier la portée, nous autorisent à le penser. C'est certainement plus qu'il n'en faut pour affirmer que notre mode de traitement est de beaucoup supérieur à tous ceux employés jusqu'à ce jour contre l'affection arthritique; car pas un d'eux ne peut se vanter à juste titre d'avoir produit des guérisons radicales.

FIN.

BIBLIOGRAPHIE.

J'indiquerai seulement ici quelques-uns des principaux ouvrages qui traitent de la maladie goutteuse dans toute son étendue, pour les personnes qui voudraient de plus grands détails que ceux dans lesquels je suis entré dans ce livre.

Demetrius Pepagomenus. — *De Podagrâ liber quem ab eo petivit imperator michael Paleologus. Parisiis*, 1558.

Bartholin. — *De Guttâ seu morbo articulari. Hafniæ*, 1664.

Borrichius. — *De Podagrâ. Hafniæ*, 1679.

Ten Rhyne. — *Dissertatio de Arthritide, in-8°. Londini*, 1683.

Sydenham. — *Tractatus de Podagrâ. Londres, in-8°*, 1683.

Colbatch. — *Treatise of the Gout. London*, 1697.

Born. — *De Arthritide nodosâ. Leid*, 1699.

Stahl. — *De novâ podagræ Pathologiâ. Halæ*, 1704.

Musgrave. — *De Arthritide symptomaticâ. Oxford*, 1703, *in-8°; et Genevæ*, 1736, *in-4°*.

Musgrave. — *De Arthritide anomalâ, in-8°. Oxford*, 1707; *et Genevæ, in-4°*, 1736.

Musgrave. — *De Arthritide primigeniâ et regulari. Opus posthumum, in-8°. Londini*, 1776.

Desault (Pierre). *Dissertation sur la Goutte, in-12. Paris*, 1738.

Liger. — *Traité de la Goutte. Paris*, 1753.

Robinson. — *Essay upon the Gout and all Goutty affections, in 8°. London*, 1756.

Loubet. — *Lettres sur la maladie de la Goutte. Paris*, 1758.

Hoffmann (Frédéric). — *De Dolore Podagrico vero et inveterato in opera, t. 2. Genevæ*, 1760.

Hoffmann (Frédéric). — *De Podagrâ retrocedente in corpus. Halle*, 1700, *in-4°*.

Coste. — *Traité pratique de la Goutte. Paris*, 1764.

Paulmier. — *Traité méthodique et dogmatique de la Goutte, in-12. Angers*, 1769.

Ponsart. — *Traité méthodique de la Goutte. Paris*, 1770.

Cadogan (Will). — *On the Gout and all chronic diseases, in-8°. London*, 1772.

Barthez. — *Traité des maladies goutteuses, in-8° Paris*, 1802.

Graves. — *De Podagrâ regulari. Edimburgi*, 1803.

Giannini. — *De la Goutte et du Rhumatisme. Traduit de l'italien par Jouenne, in-12. Paris*, 1810.

Duringe. — *Monographie de la Goutte. Paris*, 1828, *in-8°*.

A. Turck. — *Traité de la Goutte et des maladies goutteuses.*

— *Le médecin des douleurs, in-12. Paris*, 1841.

TABLE DES MATIÈRES

CONTENUES DANS CE VOLUME.

Fin de la Table des Matières.

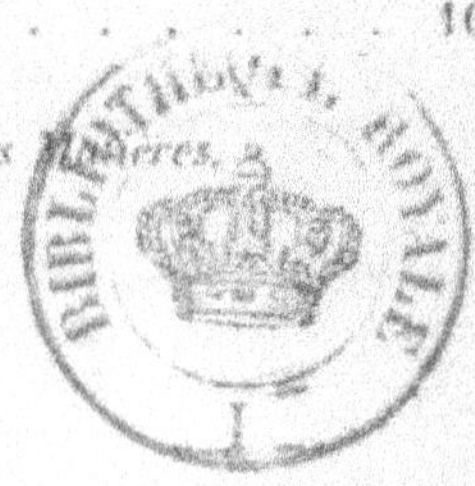

www.ingramcontent.com/pod-product-compliance
Ingram Content Group UK Ltd.
Pitfield, Milton Keynes, MK11 3LW, UK
UKHW022023170726
13837UKWH00001B/356